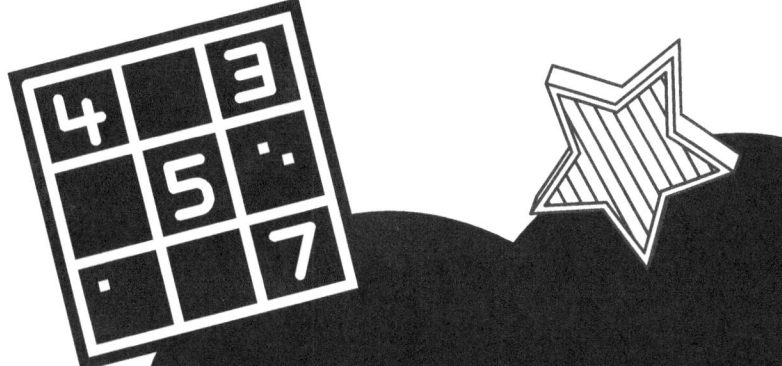

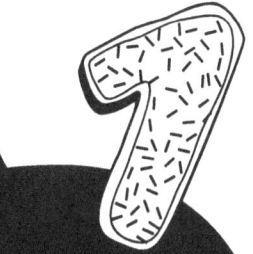

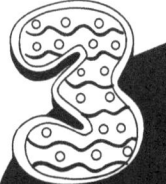

SUDOKU

WORD SEARCH

CROSSWORD

FOR KIDS

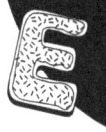

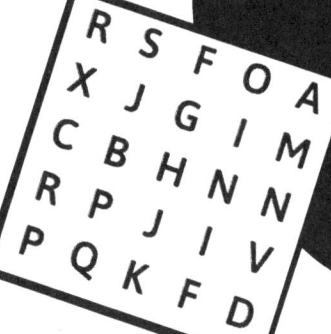

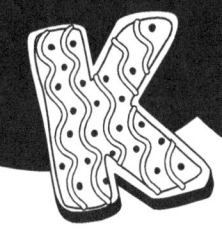

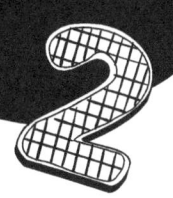

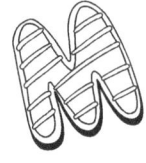

CONTENTS

SUDOKU

WORD SEARCH

CROSSWORD

SOLUTION

4X4 SUDOKU

Sudoku 1

	2		
		2	
3		4	
2			1

Sudoku 2

			1
4			2
2			4
		2	3

Sudoku 3

		1	2
	1		3
4		2	

Sudoku 4

	2	3	
	3		
			1
2		4	

4X4 SUDOKU

Sudoku 5

	3	2	
			4
1			
		1	2

Sudoku 6

4			
		1	
	2	4	
		2	1

Sudoku 7

4			
			2
2		1	4
	4		

Sudoku 8

		2	1
		3	2
	1		
2			1

4X4 SUDOKU

4		2	1
			3
	2	3	

2	4		3
	3	4	
			1

4			
		4	
	1	2	
2			3

3			
			2
	1		3
		2	1

4X4 SUDOKU

		3	
2	3		
1			
3			4

	3		
1		2	
		4	
4			1

4			
	3	4	
	4	3	
	1		4

		1	2
2			
			4
4	3		

4X4 SUDOKU

Sudoku 17

			2
	2		
	3		4
	1	2	

Sudoku 18

3			1
1			
	1	2	3

Sudoku 19

			1
1	2		
	4		
	1	3	

Sudoku 20

		3	
	1		4
4			3
1		4	

4X4 SUDOKU

3			2
		3	1
	2		
			4

2		4	
3			
			4
4	2		

			4
1	4		
	2		
	1	4	

	2		
		3	
			4
4	1	2	

4X4 SUDOKU

Sudoku 25

	3	4	
4			
		1	
1		2	3

Sudoku 26

2		4	
3			
1	3		
			1

Sudoku 27

1			
4		2	1
	1		4

Sudoku 28

		4	3
	4		
4	1		
		1	

4X4 SUDOKU

Sudoku 29

2			
3	1	4	
	2	1	

Sudoku 30

		2	
1		4	
			4
	4		2

Sudoku 31

	2		
1			2
3			4
		1	

Sudoku 32

4			
		2	
	1		
2	4		1

6X6 SUDOKU

Sudoku 1

					5
	6	1		4	
1			2	5	
2		6		1	
	4				1
			6	2	

Sudoku 2

	5				2
					4
		4	1		
1		3	2		
2				6	
	4	1	5	2	

Sudoku 3

		2	4		
	4		3		6
5			2	4	
	3				5
				1	4
4	5				

Sudoku 4

			4	6	
	3				
3	4		2		
5		2		6	
2	5			3	
					1

6X6 SUDOKU

Sudoku 5

6	4				
			6		3
		2	4	5	
		5			6
1	3	4	2		
2			1		

Sudoku 6

4			6	1	
		2			6
			3		
	4	3		1	
1					4
2				3	

Sudoku 7

3		4			2
				5	3
	1			6	
	4	2			
1		5	3		
		6	5		

Sudoku 8

5			2	6	
			3	2	
3					4
	2		5		
	4	1			
				6	1

6X6 SUDOKU

Sudoku 9

	3				6
6	2				4
			4		3
4			2		
	6	5		4	
		2		5	

Sudoku 10

	2	3			
				2	1
	5	2		6	
	1			4	
6	4		5	3	
			6		

Sudoku 11

	5	3	6		
			4	5	
		4		1	
6			2	4	
3					2
2		6			

Sudoku 12

6	1		4		
				1	
	5	1			6
				5	2
		2			4
4				6	1

6X6 SUDOKU

Sudoku 13

		4	5		
2				3	4
				2	5
5	4				
				5	3
	5	6			

Sudoku 14

4	2			5	
	6	1			
				6	2
3	4		6		
6				4	3

Sudoku 15

		2	5		1
	3		6		
		4			5
2			1		3
	2	3			
4				5	

Sudoku 16

			6	2	5
		2	3	6	
		5		3	6
		6			
2	4				
			5		4

8X8 SUDOKU

Sudoku 1

	6		3	4			1
4				5	3		2
			6				
	1				7		5
		8	2				
	7					8	4
			4		1		
	5	2	1		6		8

Sudoku 2

				1	6	2	
6						7	8
		1		8			6
				7	2		5
	2	5	8			6	
			4		7		
		8	1			5	7
5		2				3	

Sudoku 3

	8			6	3		
6	5	2	3			1	
8	3		4		7	5	2
	1					4	
4			1				
			2		5		
							7
7							8

Sudoku 4

	2	4				8	
					7		
		1	8			4	
6	4	3					8
			7				2
1	8		6			7	3
2	6						
3				8	6		1

8X8 SUDOKU

Sudoku 5

	6						4
3				6			
7		1		5			
	5	8				7	
			1	5	8		6
				3			
6	3	7		8	4		1
5		4					2

Sudoku 6

		8	1				
				8	2		
	2		7		1		
			6		3		
7	4		2				
				5			2
1		4		2		6	
6	8		3	7		4	

Sudoku 7

				5		8	
1							2
		4	5	2			
8	1	6				3	4
	2			1	4		
4	5				8		
			4		6		
3			1			5	

Sudoku 8

2	3						
	7			4	2	5	
8				6			
5				7	4		2
		2			1		
4		7		2			6
1		2	3		7		
		6		5			

8X8 SUDOKU

Sudoku 9

	4		2				
	8			2		7	4
7	3			8	1	2	5
5					6		
			3	1			2
		2	1				
			5		8		1
4			8	3			

Sudoku 10

4							7
	7	3	6	5			8
				4			
1			3		8		
7	8						
			5			7	2
		5				2	6
	3					8	1

Sudoku 11

2	7	5	4				
8	1	6		2		5	
		6					
				8		7	2
	8				4	6	1
4	3						
		4	8		5		7
					8		

Sudoku 12

	1	8		7			
		2	7				
4	7					2	
	5	1			8		7
1			3		7		
		6		1		4	
6	2	4					
8		7					5

8X8 SUDOKU

Sudoku 13

				4	6	3	
	6	3	5				
	7			3	5		
		4	3	1			
5			4			1	3
1				2		5	
		5			8	7	
	1	7	6				2

Sudoku 14

6					7		
4	5						
7	1	6			5	8	
8	2						
			3				
2	3			6		7	
5			1	7	2	3	
		8		1			4

Sudoku 15

8							3
	3						
3		4					
		1	8	5	7		4
	2		4	1	5	7	
				2			6
1		2	5		8		7
					2		

Sudoku 16

8		2	6	7			
		7					3
			8	4			
	1		2		7		
		1			5		
	7	6					2
	8		7			5	
	5	4			6		8

9X9 SUDOKU

Sudoku 1

	6		8	1	5		4	
	4	2				5	6	
5		7	2	6	4	1		3
			4	3	9			
		8				4		
			1	7	8			
2		9	7	4	6	3		5
	3	6				9	2	
	5		9	2	3		7	

Sudoku 2

8			5	6	4			2
		1		8		9		
5			1		9			7
			8	3	1			
	1		6	4	5		9	
	5			7			3	
2	6		3	1	8		4	9
1	3	4	9		6	7	2	8

Sudoku 3

4		1	8		5	6		2
2		6				5		4
7			4	2	6			3
	1	7				4	2	
5								7
	6	4				3	1	
3			7	5	1			6
6		5				2		1
1		9	2		3	7		8

Sudoku 4

	3		2	7	8		6	
2			5		4			3
		4		9		7		
6	8			5			4	7
7		3	6		2	8		1
4	2			8			9	6
		2		1		6		
3			9		5			8
	5		4	3	6		2	

9X9 SUDOKU

Sudoku 5

		4	6			1	3	
		6	4	8	7	5		
7	9	8				6	4	1
1	5			2			6	9
	3		7		5		1	
8	4			6			3	5
2	7	3				9	5	6
		1	5	3	2	8		
		5	9		6	1		

Sudoku 6

9								4
		4	6			5	9	
6			9	4	1			2
	6		2	5	9		7	
	2	9	1	7	8	4	3	
		1		3		2		
1	4		3		7		6	8
				1				
	7		8		2		4	

Sudoku 7

		2	4		9	7		
5								2
6	7		2		8		1	4
8		4		7		1		3
		1	8		3	2		
3		6		9		4		8
9	1		5		4		3	6
4								1
		3	9		1	5		

Sudoku 8

7		5	9		4	2		1
2			8		6			9
8	9			1			4	6
3		4	5		7	8		2
6			4		3			5
	5	7				9	1	
9	3	8	7		1	6	2	4

9X9 SUDOKU

Sudoku 9

4	6		7	3	5		8	2
2				6				1
		3		1		6		
6				4				3
7	1	5	3		2	4	6	8
3				7				5
		2		5		1		
1				2				7
9	4		1	8	3		2	6

Sudoku 10

	6			3			8	
3			7		8			9
2	8		6	9	5		4	7
		2	3		1	4		
	5		9		6		1	
		8	5		2	9		
1	3		4	2	7		9	8
5			8		9			1
	9			5			2	

Sudoku 11

	2	9		1		4	8	
			9		7			
3	7		5	4	8		9	2
	9	2				5	7	
8								1
	1	5				3	2	
7	8		4	3	6		5	9
			1		2			
	6	4		9		8	1	

Sudoku 12

				3		2	5	
3		6	4			5	8	
5	9		7	8	2			3
	3	1				9	6	
7		9				5		8
	5	8				7	1	
	7		8	4	1		2	9
		2	3		6	1		5
	1	3		5				

9X9 SUDOKU

Sudoku 13

	9						8	
2		5	6		8	7		9
	7	8		9		1	6	
	2		4	5	7		9	
		6	2		1	3		
	5		9	6	3		1	
	3	2		4		5	7	
5		4	7		6	9		1
	6						2	

Sudoku 14

8			6	7	1			4
	2	1		4		7	3	
4	9		5	2	3		6	1
	3						8	
2		9				1		7
	1	6	2		8	3	4	
1								3
	4	5		9		2	7	
	7						1	

Sudoku 15

3			5	1	9			8
		5				9		
4				7				3
	9			4			1	
	4	1		8		5	2	
	7	8	9	5	1	3	4	
	1	4	6		8	2	9	
9								1
8			1		7			4

Sudoku 16

5		1	6		9	8		2
4								3
			3	5	4			
8			5		7			4
	7	9				3	8	
6	5						2	1
7	4			6			9	8
9	1						3	6
3			2	8		5	4	7

ANIMALS

```
E L E P H A N T
M S D U C K J B
O N T I G E R E
N A D C D P K E
K K E A O I Z J
E E E T G G L V
Y B R G Y V Y Y
```

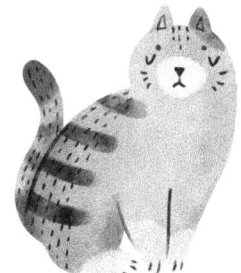

- ◯ **BEE**
- ◯ **CAT**
- ◯ **DOG**
- ◯ **DUCK**
- ◯ **DEER**
- ◯ **ELEPHANT**
- ◯ **MONKEY**
- ◯ **PIG**
- ◯ **SNAKE**
- ◯ **TIGER**

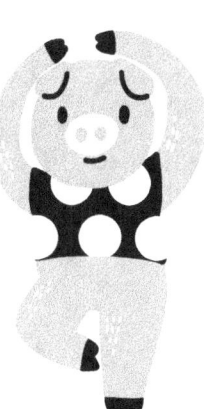

BEACH

```
S W I M S U I T Q X
T S U R F B O A R D
A A B K S H A T M T
R I A I A S D M D M
F L L T N K N D Y R
I I L E D Y Y M D K
S N B O A T L B B R
H G L X V J K D L Y
```

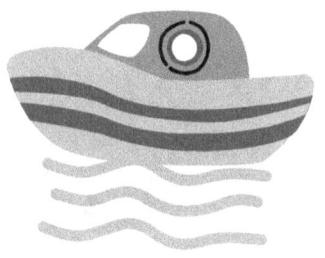

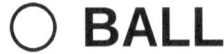
- ○ **BALL**
- ○ **BOAT**
- ○ **HAT**
- ○ **KITE**
- ○ **SAILING**

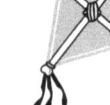
- ○ **SAND**
- ○ **SKY**
- ○ **STARFISH**
- ○ **SWIMSUIT**
- ○ **SURFBOARD**

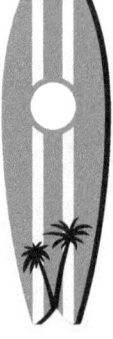

EASY

BREAKFAST

```
M C E R E A L K P
U B I S C U I T S
F B A C O N T E A
F R H O N E Y R J
I E T O A S T B D
N A M I L K J A M
S D T T P Z K D X
```

- ◯ **BACON**
- ◯ **BISCUITS**
- ◯ **BREAD**
- ◯ **CEREAL**
- ◯ **JAM**
- ◯ **HONEY**
- ◯ **MILK**
- ◯ **MUFFINS**
- ◯ **TEA**
- ◯ **TOAST**

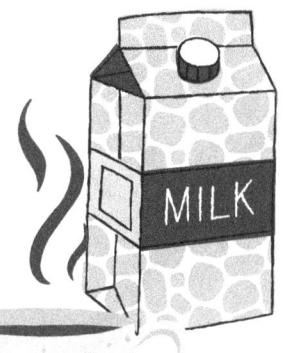

BABY

```
B L K S D I A P E R L
L D N T C R A W L L L
A B C R S L E E P N
N O R O B I B R T P
K T Y L L M C R I B
E T J L W I P E R D
T L R E Y X N J B Y
P E J R Y R K Y X J
```

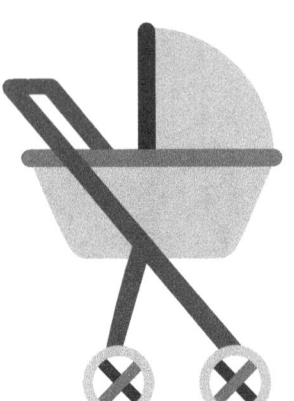

- ○ **BLANKET**
- ○ **BIB**
- ○ **BOTTLE**
- ○ **CRIB**
- ○ **CRAWL**

- ○ **CRY**
- ○ **DIAPER**
- ○ **STROLLER**
- ○ **SLEEP**
- ○ **WIPE**

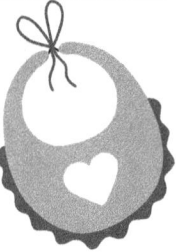
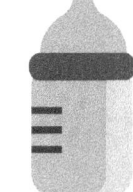

EASY

BIRTHDAY PARTY

```
B C U P C A K E Y
A C A N D L E S W
L F R I E N D S B
L G A M E S O N G
O C A R D G I F T
O L R C A K E T J
N H A T M L R R W
```

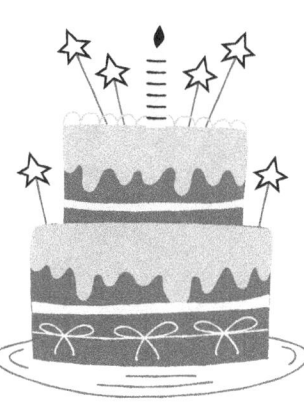

- ○ BALLOON
- ○ CUPCAKE
- ○ CANDLES
- ○ CARD
- ○ CAKE
- ○ FRIENDS
- ○ GIFT
- ○ GAMES
- ○ HAT
- ○ SONG

BEDROOM

```
C P D U V E T J K
L I S H E E T N X
O L D O L L B E D
S L P O S T E R B
E O L A M P R U G
T W C L O C K T P
```

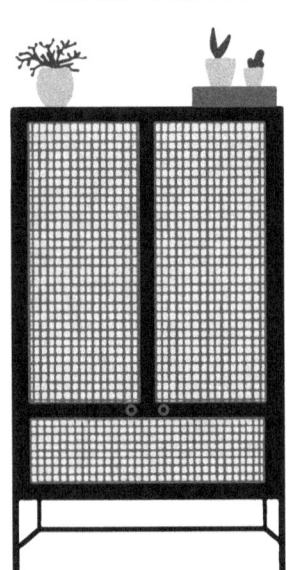

- ○ BED
- ○ CLOSET
- ○ CLOCK
- ○ DOLL
- ○ DUVET
- ○ LAMP
- ○ PILLOW
- ○ POSTER
- ○ RUG
- ○ SHEET

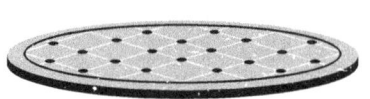

```
A S A V I N G S N R
C L C U S T O M E R R
C M A N A G E R W Z
O P A Y M E N T L Z
U B A N K E R W R V
N M O N E Y B A N K
T C O I N A T M N V
```

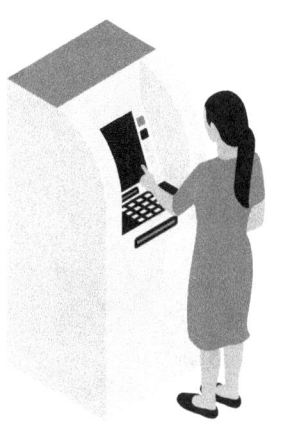

- ○ ATM
- ○ ACCOUNT
- ○ BANK
- ○ BANKER
- ○ COIN
- ○ CUSTOMER
- ○ MANAGER
- ○ MONEY
- ○ PAYMENT
- ○ SAVINGS

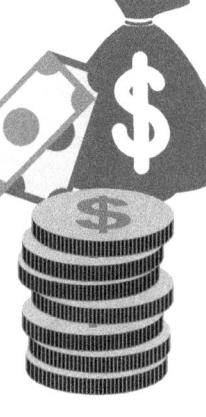

COLORS

```
S I L V E R E D
B P B G R E E N
R U L G R A Y Q
O R A N G E M D
W P C B L U E D
N L K P I N K Y
M E Z M M X Q L
```

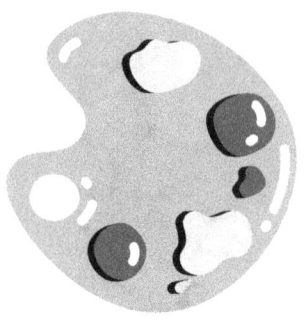

- ○ **BLACK**
- ○ **BLUE**
- ○ **BROWN**
- ○ **GRAY**
- ○ **GREEN**
- ○ **ORANGE**
- ○ **PINK**
- ○ **PURPLE**
- ○ **RED**
- ○ **SILVER**

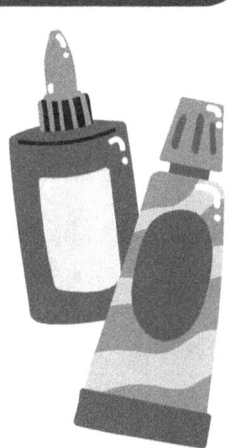

EASY

```
F A R M E R L W Y B
L L J T E A C H E R Y
Y P A I N T E R J P
D E N T I S T B D N
B N I A U T H O R Y
A U T D O C T O R Q
K R O Z M H W M N D
E S R J Y E L Q K R
R E P L M F V D M Y
```

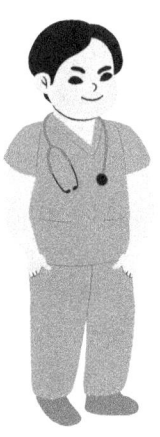

- ○ **AUTHOR**
- ○ **BAKER**
- ○ **CHEF**
- ○ **DENTIST**
- ○ **DOCTOR**
- ○ **FARMER**
- ○ **JANITOR**
- ○ **NURSE**
- ○ **PAINTER**
- ○ **TEACHER**

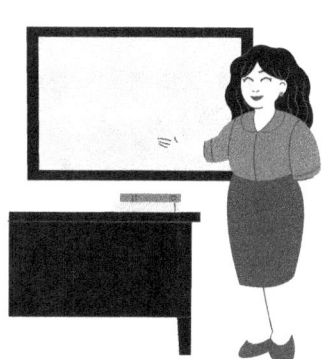

```
J O S E P H R L B G
F R U I T C A K E K
S K A T E S A N T A
B E L L S N O W T B
J Y N Y E G G N O G
C A N D Y J E S U S
W Y V L S T A R V B
```

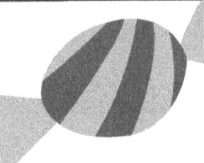

- ○ BELL
- ○ CANDY
- ○ EGGNOG
- ○ FRUITCAKE
- ○ JESUS
- ○ JOSEPH
- ○ SANTA
- ○ SKATES
- ○ STAR
- ○ SNOW

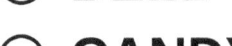
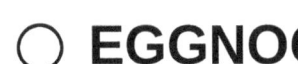
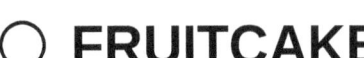
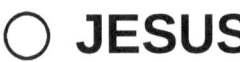
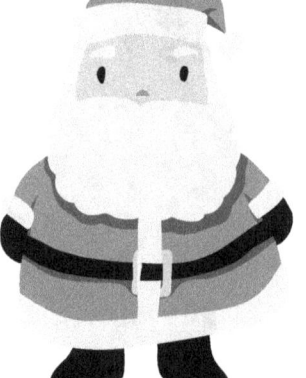

EASY

COMPUTER

```
H A R D W A R E Z Q
S W N E T W O R K Y
C I M O N I T O R R
A R F O L D E R Q D
N E S C R E E N Y M
D L M O U S E C P U
I E F I L E N Y Q P
S S J K N T M M D D
K S B N J L N B M T
```

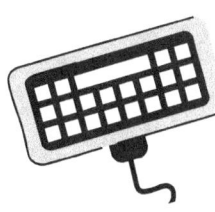
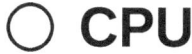

- ○ **CPU**
- ○ **FILE**
- ○ **FOLDER**
- ○ **HARDWARE**
- ○ **MONITOR**

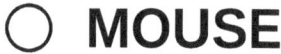
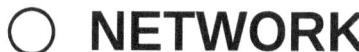

- ○ **MOUSE**
- ○ **NETWORK**
- ○ **SCANDISK**
- ○ **SCREEN**
- ○ **WIRELESS**

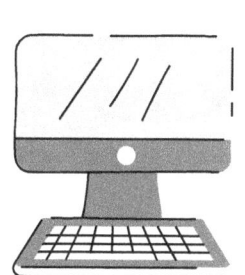

CHOCOLATE

```
B  R  D  E  S  S  E  R  T  R  B  N
R  B  P  U  D  D  I  N  G  B  W  J
O  Z  T  M  C  A  R  A  M  I  L  K
W  C  R  E  A  M  P  I  E  G  M  Y
N  B  U  C  O  O  K  I  E  M  N  D
I  N  F  D  R  I  N  K  S  W  J  N
E  D  F  C  O  C  O  A  T  K  V  P
D  G  L  S  U  G  A  R  B  Z  D  Q
Z  D  E  Z  N  R  B  B  V  D  D  J
```

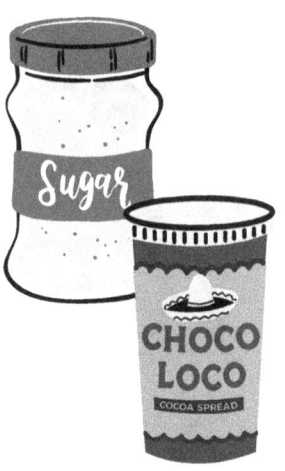

- ○ **BROWNIE**
- ○ **CARAMILK**
- ○ **COCOA**
- ○ **COOKIE**
- ○ **CREAM PIE**

- ○ **DESSERT**
- ○ **DRINKS**
- ○ **PUDDING**
- ○ **SUGAR**
- ○ **TRUFFLE**

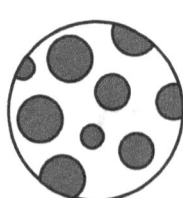

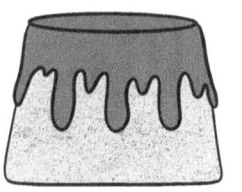

CAMPING

```
F L A S H L I G H T T W
B I N O C U L A R S P
B A C K P A C K X J M
N R O L A N T E R N L
A A M Z T H E R M O S
T N P S M O R E S R T
U G A T R A I L D N J
R E S H I K E T E N T
E R S J N R T L T N M
```

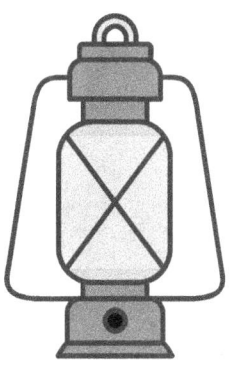

- ○ **BACKPACK**
- ○ **BINOCULARS**
- ○ **COMPASS**
- ○ **FLASHLIGHT**
- ○ **HIKE**
- ○ **LANTERN**
- ○ **NATURE**
- ○ **RANGER**
- ○ **SMORES**
- ○ **TRAIL**
- ○ **TENT**
- ○ **THERMOS**

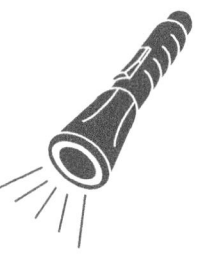

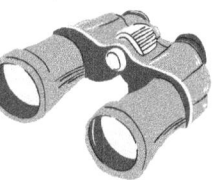

MEDIUM

33

DRAWING

```
P A I N T B R U S H
D E C R A Y O N N X
R T E P E N C I L V
A C R S K E T C H P
W H A R U L E R M N
I I S M N C H A L K
N N E P A P E R M M
G G R I N K P E N X
```

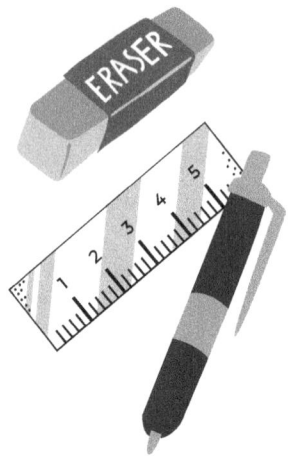

- ○ CHALK
- ○ CRAYON
- ○ DRAWING
- ○ ETCHING
- ○ ERASER
- ○ INK

- ○ PAINTBRUSH
- ○ PEN
- ○ PENCIL
- ○ RULER
- ○ PAPER
- ○ SKETCH

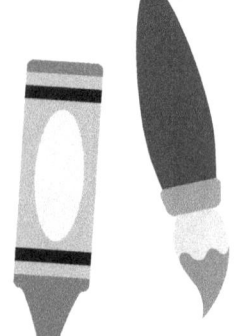

MEDIUM

```
A L R O L L C A K E
P O M P R E T Z E L
P L A T R I F L E D
L L C S M O U S S E
E I A U W A F F L E
P P R N D O N U T V
I O O D J E L L Y Q
E P N A P I E B W J
N W R E G V R N Q T
```

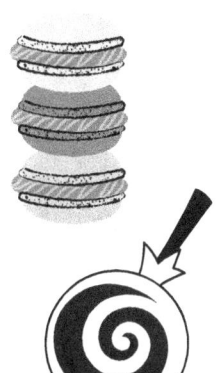

- ○ **APPLEPIE**
- ○ **DONUT**
- ○ **JELLY**
- ○ **LOLLIPOP**
- ○ **MACARON**
- ○ **MOUSSE**

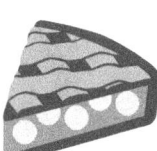

- ○ **PIE**
- ○ **PRETZEL**
- ○ **ROLL CAKE**
- ○ **SUNDAE**
- ○ **TRIFLE**
- ○ **WAFFLE**

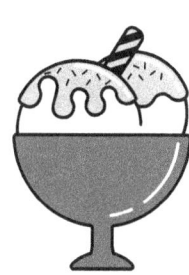

DECEMBER

```
S R J O Y T R A V E L
N M Y M I R A C L E Y
O M C H R I S T M A S
W F I S H I N G L Q X
B S O C C E R C O L D
A P A R T Y T H I N G
L E L V E S F A I T H
L Q Q D L N G N L B J
```

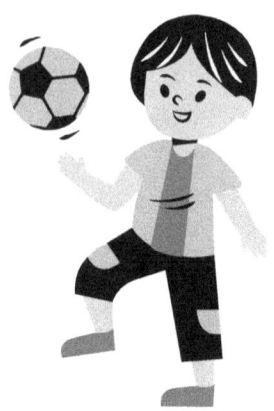

- ○ COLD
- ○ CHRISTMAS
- ○ ELVES
- ○ FISHING
- ○ FAITH
- ○ JOY
- ○ MIRACLE
- ○ PARTY
- ○ SOCCER
- ○ SNOWBALL
- ○ TRAVEL
- ○ THING

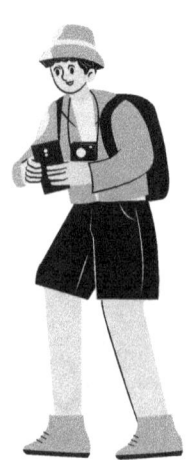

MEDIUM

DRINKS

```
C G R E E N T E A
O I C O F F E E V
C C W H I S K E Y
K E P V B E E R Q
T D E O C S O D A
A T P D O W I N E
I E S K L M I L K
L A I A A T Q Q M
```

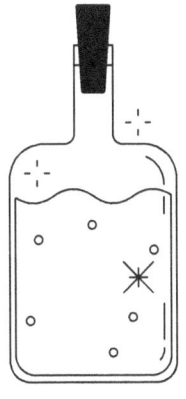

- ○ BEER
- ○ COFFEE
- ○ COLA
- ○ COCKTAIL
- ○ GREEN TEA
- ○ ICED TEA
- ○ MILK
- ○ PEPSI
- ○ SODA
- ○ WHISKEY
- ○ WINE
- ○ VODKA

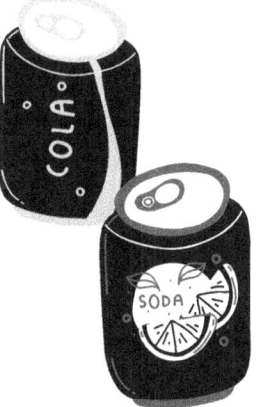

DOGS

```
S H E E P D O G T L K B
B U L L D O G H U S K Y Y
P E K I N E S E Q Z Y B
D A L M A T I A N L B Q
B P S A M O Y E D Q W Y
E O G S T E R R I E R K
A O R T C O L L I E D Y
G D D I N G O Z N P M W
L L Y F R Q M B G R M Q
E E R F Q K D D N X W K
```

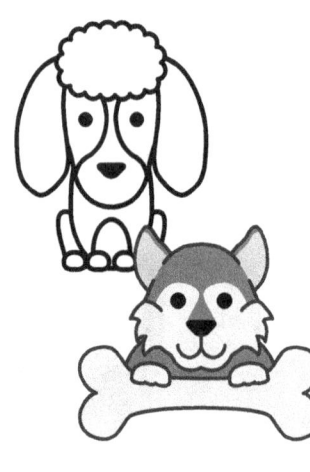

- ○ **BEAGLE**
- ○ **BULLDOG**
- ○ **COLLIE**
- ○ **DALMATIAN**
- ○ **DINGO**
- ○ **HUSKY**

- ○ **MASTIFF**
- ○ **PEKINESE**
- ○ **POODLE**
- ○ **SAMOYED**
- ○ **SHEEPDOG**
- ○ **TERRIER**

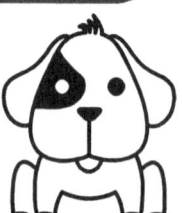

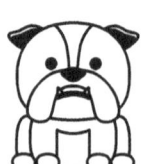

MEDIUM

DAYS & MONTHS

```
Y  S  F  R  I  D  A  Y  W  T
L  A  E  S  U  N  D  A  Y  T
T  T  B  J  A  N  U  A  R  Y
H  U  R  T  M  A  R  C  H  M
U  R  U  U  O  P  J  U  N  E
R  D  A  E  N  R  M  A  Y  K
S  A  R  S  D  I  G  Q  L  L
D  Y  Y  D  A  L  N  Z  Q  P
A  D  L  A  Y  Y  J  T  L  X
Y  B  Z  Y  Q  L  K  N  K  N
```

○ **MONDAY**   ○ **JANUARY**
○ **TUESDAY**   ○ **FEBRUARY**
○ **THURSDAY**   ○ **MARCH**
○ **FRIDAY**   ○ **APRIL**
○ **SATURDAY**   ○ **MAY**
○ **SUNDAY**   ○ **JUNE**

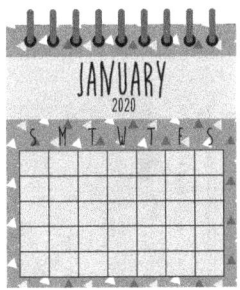

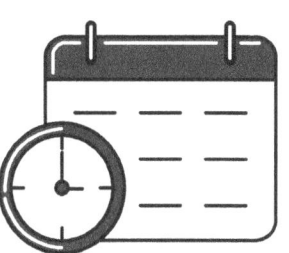

MEDIUM   39

FARMING

```
F H C O R N G O A T
A O S O I L Q L Y R
R R G O O S E P R J
M S P C H I C K E N
E E L A M B S J W Y
R S W Q D O N K E Y
S E E D S W E E D S
C O W R Q R Z L Q Y
```

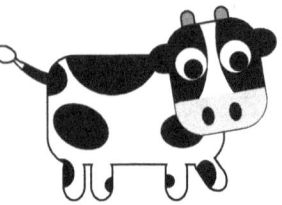

- ○ **CORN**
- ○ **COW**
- ○ **CHICKEN**
- ○ **DONKEY**
- ○ **FARMER**
- ○ **GOAT**
- ○ **GOOSE**
- ○ **HORSES**
- ○ **LAMBS**
- ○ **SEEDS**
- ○ **SOIL**
- ○ **WEEDS**

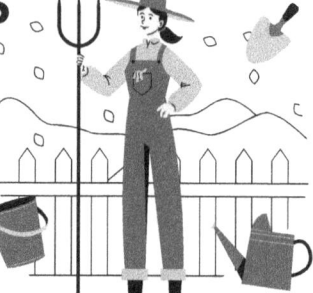

MEDIUM

LETTER E

```
E E E E L N B X Z
X I N A E M P T Y
E T T G E V E N D
R H E L Z W D J X
C E R E I G H T N
I R E A E N J O Y
S G A C W L E G G
E Z T H E T V V D
```

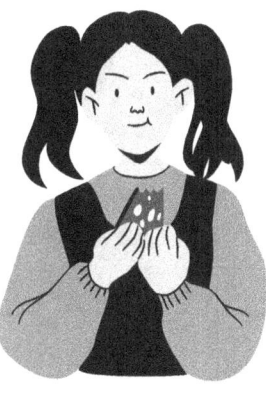

- ○ EAT
- ○ ENTER
- ○ EIGHT
- ○ EXERCISE
- ○ EAGLE
- ○ EWE

- ○ EGG
- ○ EITHER
- ○ EMPTY
- ○ ENJOY
- ○ EVEN
- ○ EACH

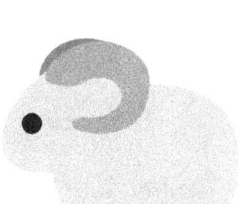

FAMILY

```
B R O T H E R S O N D
C H M O T H E R D Z X
O U N C L E J Y Q T T
U S Q K X X X N J P T
S B S I S T E R R M N
I A N E P H E W P J P
N N F A T H E R R N M
S D N I E C E A U N T
W I F E W V B V Z N K
```

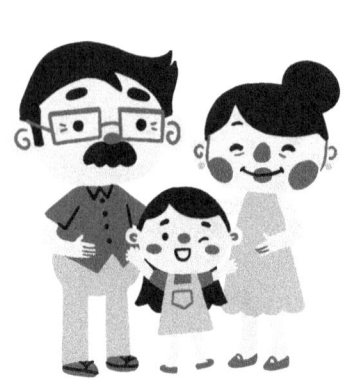

- ○ AUNT
- ○ BROTHER
- ○ COUSINS
- ○ FATHER
- ○ HUSBAND
- ○ MOTHER
- ○ NEPHEW
- ○ NIECE
- ○ SISTER
- ○ SON
- ○ UNCLE
- ○ WIFE

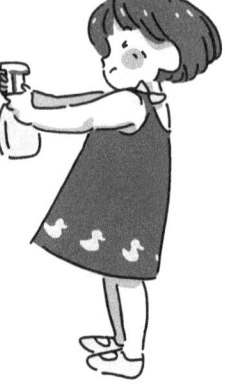

MEDIUM

FISH

```
B L W D S A L M O N D R
L Q R O B O N E F I S H
U G O L D F I S H V Q X
E C C P R E D F I S H B
F A K H P A N F I S H R
I T F I S B M X T G K J
S F I N H W H A L E M M
H I S Z A D O R A D O M
V S H B R L Q Z B G L Z
J H Z Q K L D J B T G W
```

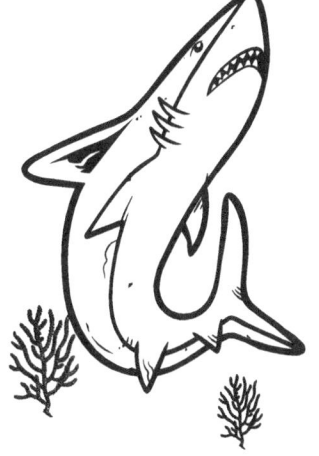

- ○ **BLUEFISH**
- ○ **BONEFISH**
- ○ **CATFISH**
- ○ **DOLPHIN**
- ○ **DORADO**
- ○ **GOLDFISH**
- ○ **PANFISH**
- ○ **REDFISH**
- ○ **ROCKFISH**
- ○ **SALMON**
- ○ **SHARK**
- ○ **WHALE**

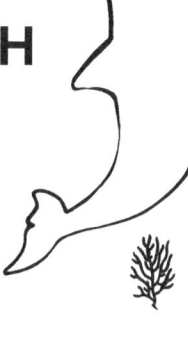

MEDIUM

FRUITS

```
B C H E R R I E S B Y M
L A C O C O N U T Q R Y
U V G L A R P A P A Y A
E O R Y P A B A N A N A
B C A C P N M T K Z Z W
E A P H L G A D Z T M Y
R D E E E E N Y B R L M
R O S E N N G X Z P Z X
Y R B L G X O L Y Y P D
J Q D R R P E A C H Z K
```

- ○ APPLE
- ○ AVOCADO
- ○ BANANA
- ○ BLUEBERRY
- ○ CHERRIES
- ○ COCONUT
- ○ GRAPES
- ○ LYCHEE
- ○ MANGO
- ○ ORANGE
- ○ PAPAYA
- ○ PEACH

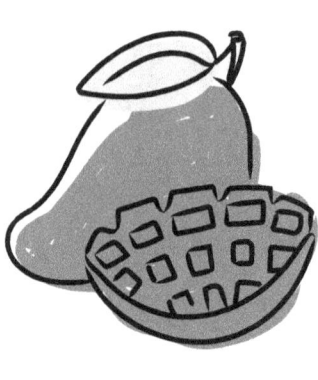
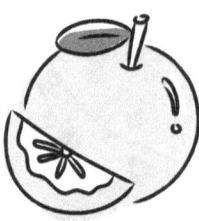
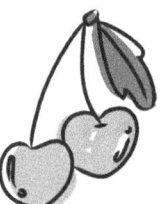

MEDIUM

NATURAL

```
E D N M J S T M R V P J T R
W N N Q M G N A R R R Y M V
X D O A R O I O M W K E B P
D Y L T L N U Z W G A L T F
F B F R S S M N B R K M L N
W O T O D L I N T L E O B H
A B R B R Z I H Q A O K C N
T Y E E T E Q A T D I A A R
E N S Y S U S H H C E N W L
R G E W A T G T X B A M K X
F R D K T U F Q D V X V P R
A M E T O Z Y I V X M Y E X
L M L R V M L D R G T L D Z
L T D P Z R N P W E D N L W
```

- ○ **BEACH**
- ○ **CAVE**
- ○ **DESERT**
- ○ **DROUGHT**
- ○ **EARTHQUAKE**
- ○ **FLOOD**
- ○ **FOREST**
- ○ **FOREST FIRE**
- ○ **HAILSTONE**
- ○ **ISLAND**
- ○ **LAKE**
- ○ **MOUNTAIN**
- ○ **RAIN**
- ○ **SNOW**
- ○ **WATERFALL**

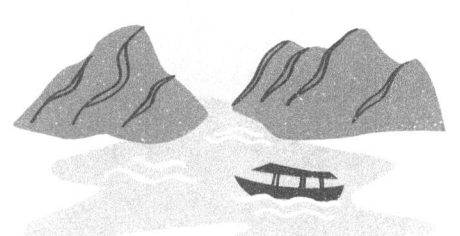

HARD

NATIONALITIES

```
Z S N N W Y M N H N R M D P
N S Q J G E A S N U B J N R
A I M R X C I I S R N G V Q
I W G I I T T S O A L B T Z
D S C R I A I M I C R H J G
A A E R L A A G H A S N N R
N M B I N N L I Z I A N V L
A J A D I E N I D M A Q R M
C N M A B E L E R E W D D L
J M N Y S I W E R K E E R G
T Y Y E A S G O N T N R Z D
T L K N L T K Y V Q X L V P
```

- ○ AMERICAN
- ○ BELGIAN
- ○ BRAZILIAN
- ○ BRITISH
- ○ CANADIAN
- ○ CHINESE
- ○ GERMAN
- ○ GREEK
- ○ ITALIAN
- ○ KOREAN
- ○ MEXICAN
- ○ ROMANIAN
- ○ RUSSIAN
- ○ SWEDISH
- ○ SWISS

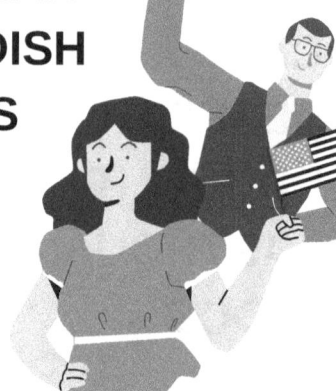

HARD

OCEAN

```
R Y R W R D E E W A E S J
J B D D E Z M L N B Y D M
D G X E D M J I V J N A D
D N L S L M F T H M N I S
A N G L E F I S H A U U Q
D M B B U A I L T Q P D N
L O C P A F G E S O D A M
N O C O Y R E R T A C N L
V W B L R P C C A I N Z R
Y L L S W A O P L S J U T
B E P N T L L E M B S R T
J M T Y T E P L V M M G X
J L M K Y G R R Q V Y B V
```

- ○ **ANGLEFISH**
- ○ **CORAL**
- ○ **COD**
- ○ **CRAB**
- ○ **EEL**
- ○ **JELLY FISH**
- ○ **LOBSTER**
- ○ **MANATEE**
- ○ **OCTOPUS**
- ○ **PUFFIN**
- ○ **PELICAN**
- ○ **SQUID**
- ○ **SEAGRASS**
- ○ **SEAWEED**
- ○ **TUNA**

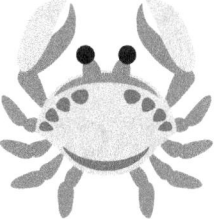
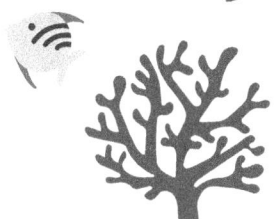

OMNIVORES

```
E J D R P L N E M R W Q M L
E H X L D V T K H J R B R T
Z R E Y B O T C D E E D Y T
N A M D Y L I J K A Z L Y D
A C Y O G R R C R V X W Q L
P C C K T E E M U S S O P O
M O W S G P H G N A K V F Z
I O O D D J O O N W O R C G
H N A O L H O A G W B L T D
C B O D T B U S K U N K D K
X W D R A G J R N N R M Z K
X W A B I V T J Y V Q T D V
Y W D B T M G D W L K D P T
```

- ○ **BABOON**
- ○ **BADGER**
- ○ **BEAR**
- ○ **CHIMPANZEE**
- ○ **COYOTE**
- ○ **CROW**
- ○ **FOX**
- ○ **HEDGEHOG**
- ○ **IGUANA**
- ○ **OPOSSUM**
- ○ **OSTRICH**
- ○ **RACCOON**
- ○ **SKUNK**
- ○ **WARTHOG**
- ○ **WOODPECKER**

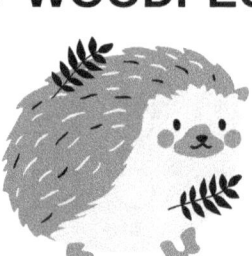
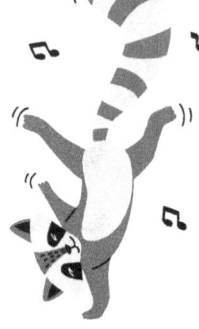

HARD

OFFICE

```
E P S L E B A L V T R B N
N Y A S P I L C D A L S R
O T A P E L D L D I R P D
H F R Q E L F N D E A T Q
P A B E T R E O D L Y R R
E X L X T L C I L P N E Y
L T Q V A N V L O D D W S
E R T C Q I I C I N E P Q
T Y Q R D T O R I P M R R
B R L N O T B B P A V N D
B M N L O P M L T X X W V
J X Y H Y W E S N K R B T
R M P D D T R R N V D R X
```

- ○ **BINDER**
- ○ **CLIPS**
- ○ **CALENDAR**
- ○ **DIVIDERS**
- ○ **DIARY**
- ○ **FAX**
- ○ **FOLDER**
- ○ **LABELS**
- ○ **PAPER CLIP**
- ○ **PRINTER**
- ○ **PHOTOCOPY**
- ○ **REPORT**
- ○ **STAMPS**
- ○ **TELEPHONE**
- ○ **TAPE**

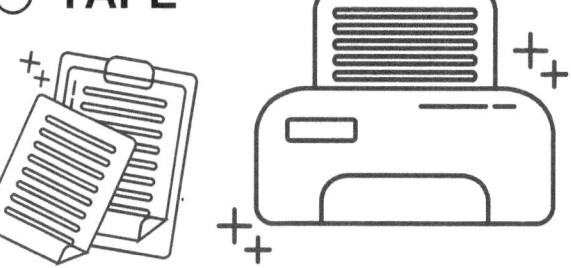

PLAYGROUND

```
S K A T E B O A R D M D D
G B G N I K L A W B N B X
N L L N J L N D A Z A Z G
I M E M I N B L X S B N R
N H J S Y T L W K Q I Z S
N B U P U C T E A P R A T
U E Y L O O T A M S N Y S
R Y S U A B R U H D E L Z
E E R I A H J A P C L E J
P T D L O Q O I C A V Z S
O Y L I W N T O B Y Y N N
R T D Q L Y V X P B B Q Z V
P B L L R S Z J D G T Q Y
```

- ○ **BALLS**
- ○ **BALL COURT**
- ○ **BASKETBALL**
- ○ **CAROUSEL**
- ○ **CHATTING**
- ○ **HULA HOOP**
- ○ **JUMPING**
- ○ **NOISE**
- ○ **RUNNING**
- ○ **ROPE**
- ○ **SANDPIT**
- ○ **SEESAW**
- ○ **SKATEBOARD**
- ○ **SLIDE**
- ○ **WALKING**

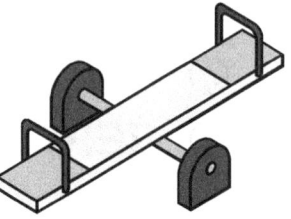
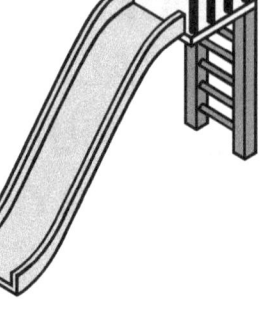

HARD

```
P M U E S U M A H O T E L B
B O M B X T I S C H O O L R
R W H Y Y R D L O N N M V Q
C E X S P T A N O W G D N L
H V S O E T G I Z N B L M D
U Y R T I E T F A C T O R Y
R T R P A A F M T M V T R L
C T S E T U E F A R E G T K
H O G S K N R R O M R P R D
H L S L I A K A P C D N T B
T U T C L E B L N T W R K X
B W L B T Q E B J T K W V Q
```

- ○ **AIRPORT**
- ○ **BAKERY**
- ○ **BUS STATION**
- ○ **CHURCH**
- ○ **CINEMA**
- ○ **COFFEE SHOP**
- ○ **FACTORY**
- ○ **HOSPITAL**
- ○ **HOTEL**
- ○ **MARKET**
- ○ **MUSEUM**
- ○ **RESTAURANT**
- ○ **SCHOOL**
- ○ **TEMPLE**
- ○ **ZOO**

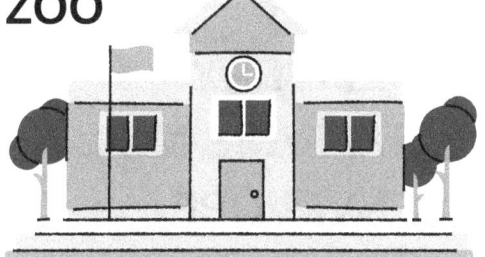

POST OFFICE

```
M A I L B O X P A R C E L
L I A M S S E R P X E L Y
X A R C B D M M Y D I L B
D X I R L W E E J A Y B M
P R G R R E D L M Z B E Q
O L A N M O R K I A N D X
S T B C C A N K D V P Q R
T Z L P T U I D E O E L G
M W I X J S R L S B E R P
A Z A N N E O T Y T D G Y
R P M R S P B P T N J R Z
K X Y S E O D E R W N V L
N M M D X N R N L J L Q Y
```

- ○ ADDRESS
- ○ AIR MAIL
- ○ CLERK
- ○ DELIVERY
- ○ EXPRESS MAIL
- ○ ENVELOPE
- ○ JUNK MAIL
- ○ LETTER
- ○ MAILBAG
- ○ MAILBOX
- ○ POSTBOX
- ○ POSTCARD
- ○ POSTMARK
- ○ PARCEL
- ○ ZIP CODE

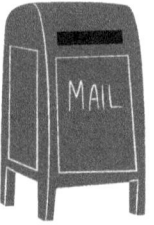
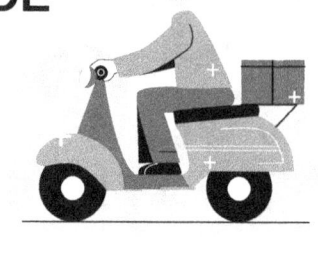

HARD

RESTAURANT

```
S  G  V  P  C  E  Y  R  E  R  D  C  Z
W  R  G  R  U  Y  S  G  V  W  U  P  N
E  U  U  N  V  O  A  P  A  R  N  Y  T
E  E  Q  K  M  R  S  I  R  D  J  O  N
T  L  D  R  E  Q  T  Y  F  E  P  B  N
M  Z  L  V  Z  R  W  E  J  E  S  T  Q
E  N  E  S  E  N  H  M  E  Y  E  S  W
A  B  R  S  N  C  D  F  N  L  L  R  O
T  P  S  O  X  A  F  J  E  M  E  N  U
X  V  N  X  C  O  C  M  J  T  Q  Y  J
M  D  N  J  C  P  O  K  I  L  M  N  D
D  Z  Y  M  R  R  O  A  B  G  T  Q  D
L  Q  B  Y  N  K  W  P  N  P  D  B  Y
```

- ○ **BEVERAGE**
- ○ **CHEF**
- ○ **COFFEE POT**
- ○ **CRUET**
- ○ **CURRY**
- ○ **ESPRESSO**
- ○ **GRUEL**
- ○ **MENU**
- ○ **OMELET**
- ○ **POPCORN**
- ○ **SNACK**
- ○ **SOUP**
- ○ **SWEETMEAT**
- ○ **WAITER**
- ○ **WAITRESS**

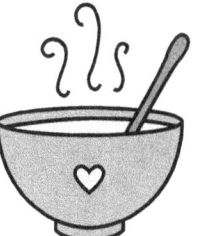
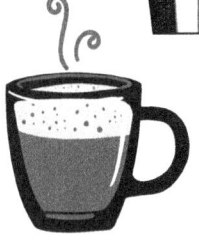

HARD

53

SHAPES

```
M  S  I  R  P  G  S  P  I  R  A  L  Z
C  Q  K  Y  Z  H  O  M  E  D  J  T  N
O  Z  L  J  N  C  E  C  N  N  Y  O  D
N  Y  K  L  T  O  T  A  O  Z  G  G  H
E  Z  D  A  C  A  G  G  R  A  J  E  V
Y  N  G  Y  N  R  A  A  T  X  T  W  N
P  O  Y  G  X  C  E  N  T  A  J  O  Q
N  N  L  Z  E  L  E  S  G  P  N  V  R
Y  E  W  D  C  P  V  O  C  A  E  D  L
O  W  G  R  L  G  N  M  G  E  L  H  C
V  L  I  T  N  K  L  O  K  L  N  U  M
A  C  L  T  L  D  N  X  N  Y  B  T  P
L  W  R  M  N  L  J  L  R  E  P  J  M
```

- ○ **CIRCLE**
- ○ **CUBE**
- ○ **CONE**
- ○ **CRESCENT**
- ○ **DECAGON**
- ○ **HEART**
- ○ **HEXAGON**
- ○ **HEPTAGON**
- ○ **NONAGON**
- ○ **OVAL**
- ○ **OCTAGON**
- ○ **PENTAGON**
- ○ **PRISM**
- ○ **RECTANGLE**
- ○ **SPIRAL**

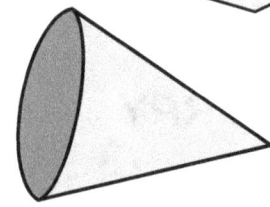

SCHOOL

```
S V N J O U R N A L M Y G
T Z Z O R E A D I N G N Y
U N D Y T M G G R Q J R D
D R B R R E N E P R A H S
E Y J H A I B L P N L H D
N H T T T O U O O D S Y K
T A O I E N B I O I J S K
M Q R M C A T K L K C Z V
X W G H E C C G C I M W R
D R B B I W N H E A N L T
W O L D K E O N E T L N K
X J D Q Q N C R R R T B M
T D D Z Q E T Y K Q D Y M
```

- ○ **BLACKBOARD**
- ○ **HOMEWORK**
- ○ **DICTIONARY**
- ○ **ENGLISH**
- ○ **GYM**
- ○ **JOURNAL**
- ○ **LUNCH BOX**
- ○ **MATH**
- ○ **NOTEBOOK**
- ○ **READING**
- ○ **STUDENT**
- ○ **SHARPENER**
- ○ **SCIENCE**
- ○ **TEACHER**
- ○ **WRITING**

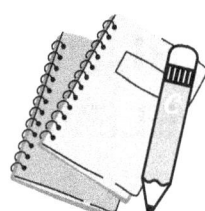

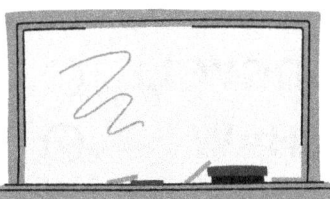

TRANSPORTATION

```
N O G A W V A N T M V B Y
Y T K B Y M R M O N V Y T
S N Q J S T M T R R K E S
R N V S R C O J O N L L P
B Z O U U R O T W E E K D
L R C W C B A O V D T N N
I K I Y M L M A T F Y I R
M N C C A O T A E E A N Y
P L N C K O B R R R R T W
E N S W R S R I T I H L G
X E T T N Y H L L C N P L
V G Z G Q R P A A E T E P
T X J P V T D Y W D V N B
```

- ○ BLIMP
- ○ ELEVATOR
- ○ ESCALATOR
- ○ FERRY
- ○ MOTORCYCLE
- ○ RICKSHAW
- ○ SCOOTER
- ○ SLED
- ○ SUBMARINE
- ○ SNOWMOBILE
- ○ TRAIN
- ○ TRUCK
- ○ VAN
- ○ WAGON
- ○ YACHT

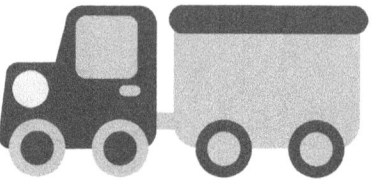

HARD

ANIMALS

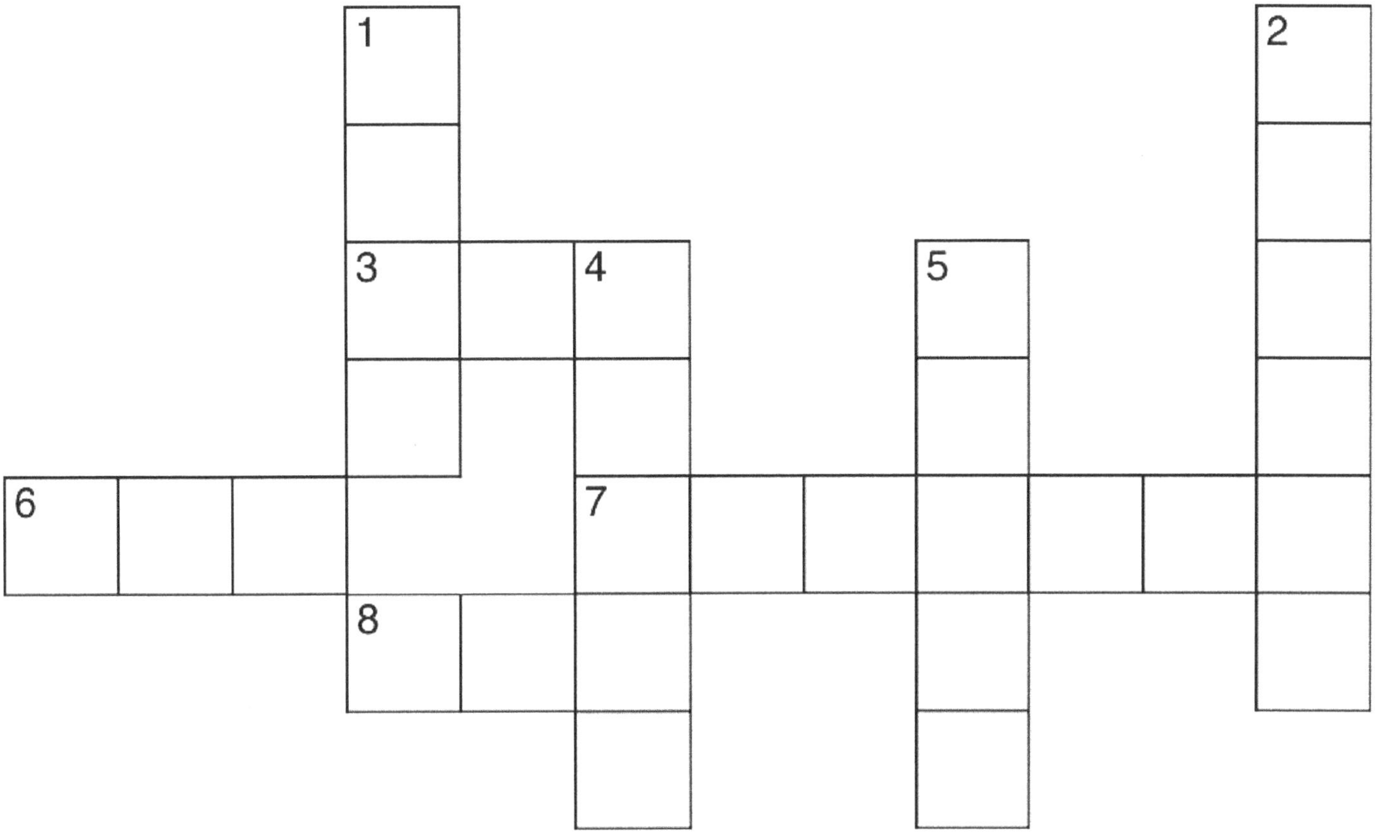

ACROSS: BEE CAT GIRAFFE PIG

3

6

7

8

DOWN: DUCK MONKEY SNAKE TIGER

1

2

4

5

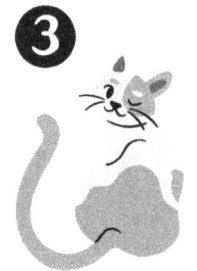

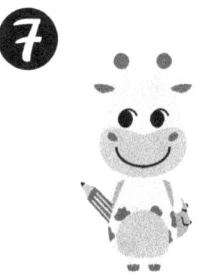

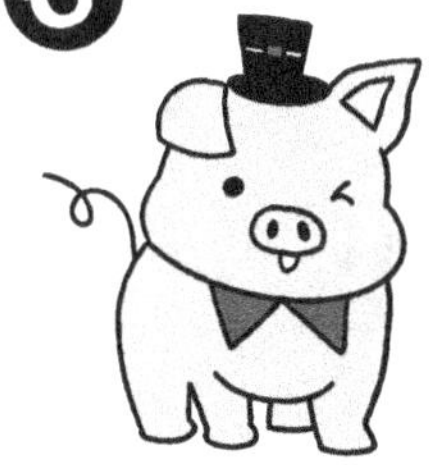

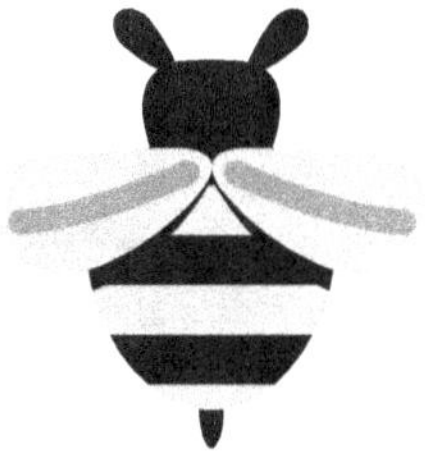

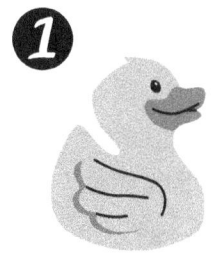

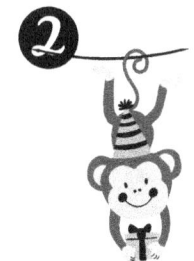

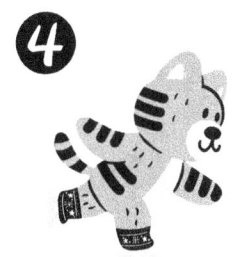

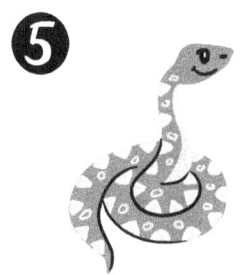

AIRPORT

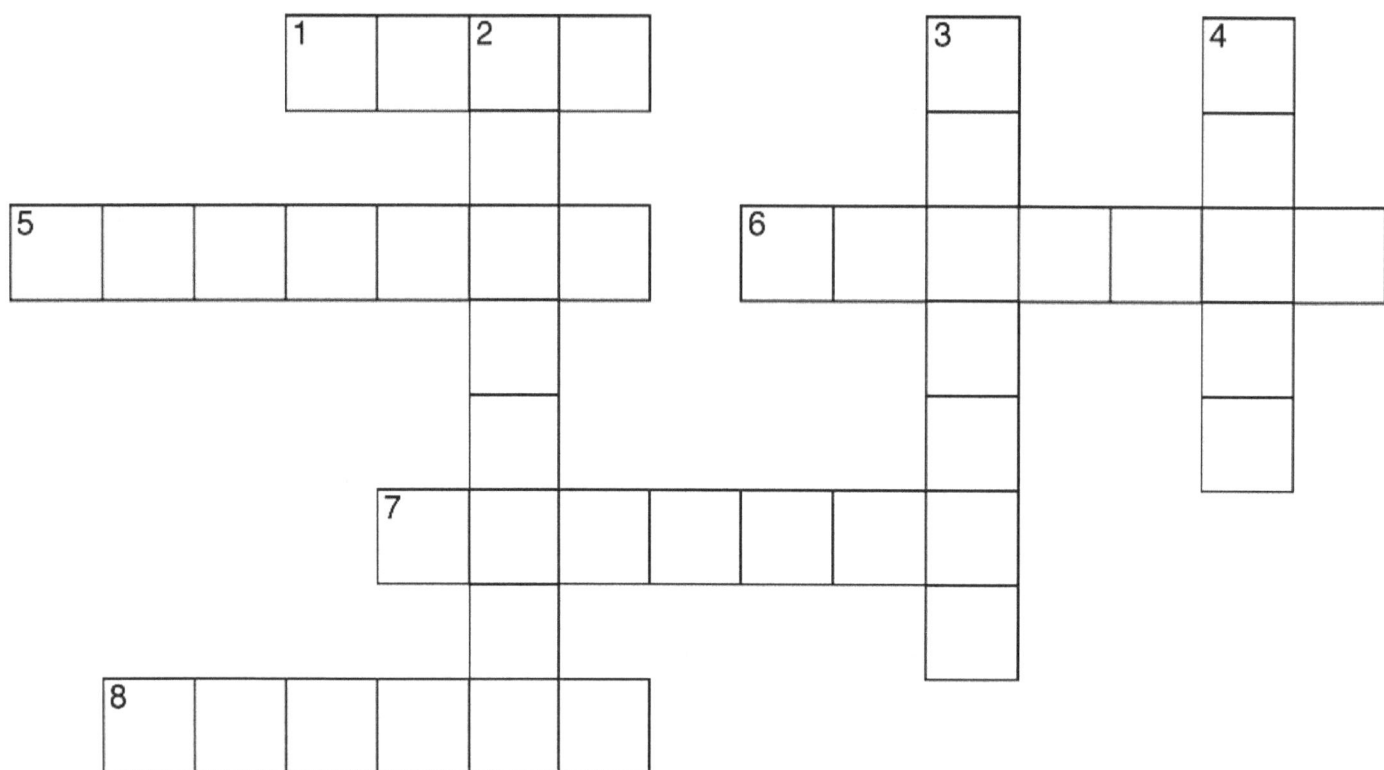

ACROSS: AIRPORT BAGGAGE SEAT SHUTTLE TICKET

① ⑤ ⑥ ⑦ ⑧

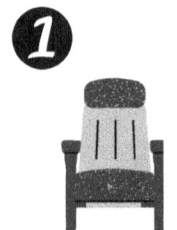 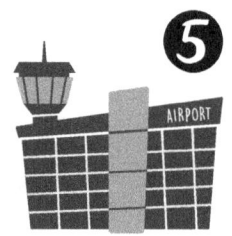 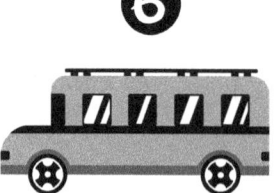 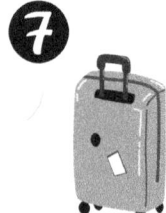 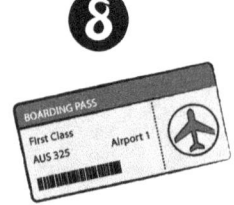

DOWN: AIRPLANE COUNTER PILOT

② ③ ④

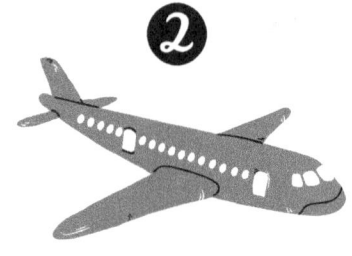 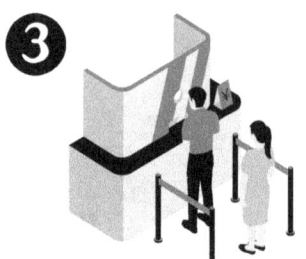 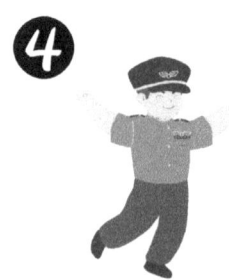

EASY

BEDROOM

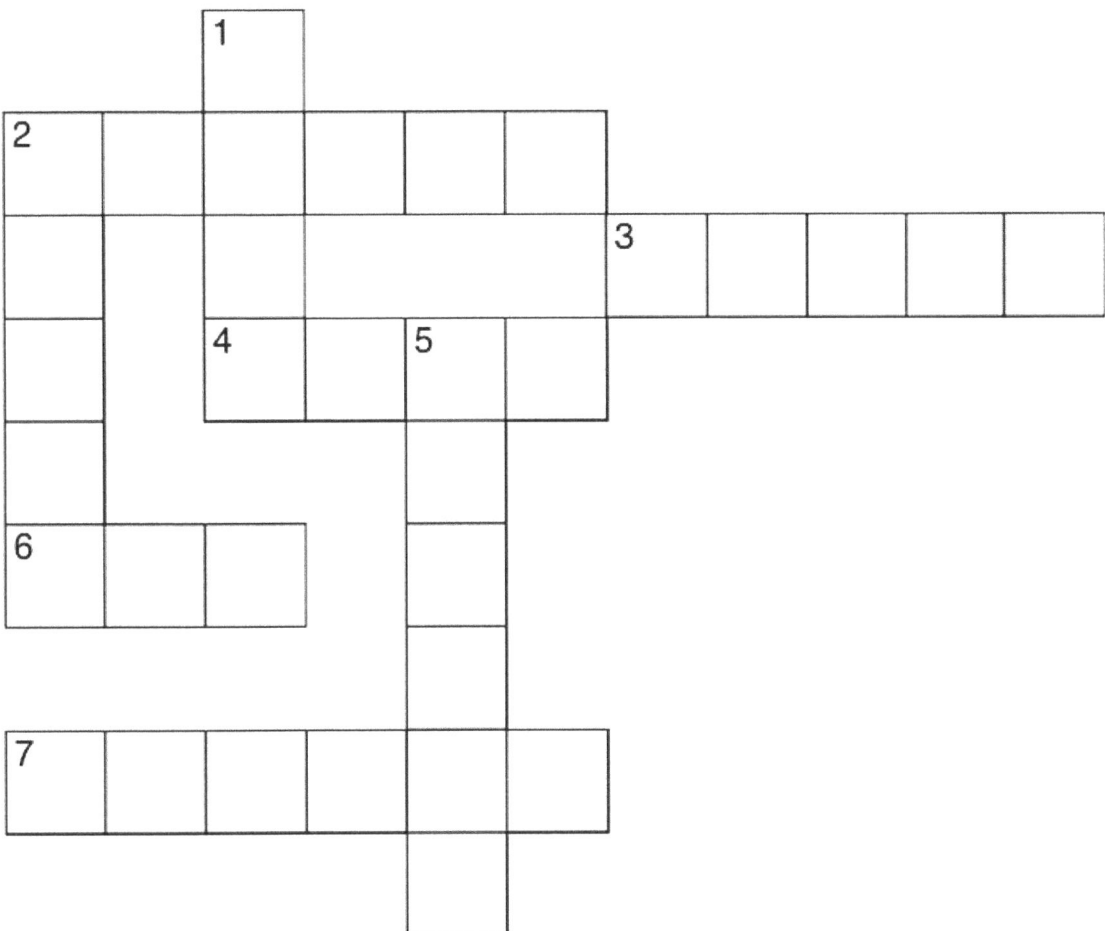

ACROSS: CLOCK CLOSET LAMP PILLOW RUG

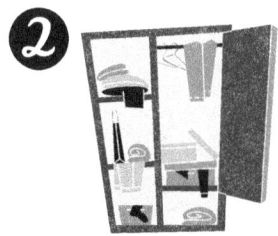 ❷
 ❸
 ❹
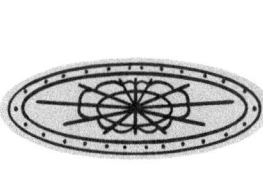 ❻
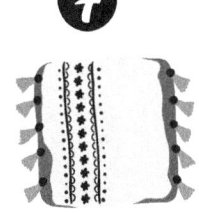 ❼

DOWN: CHAIR DOLL MIRROR

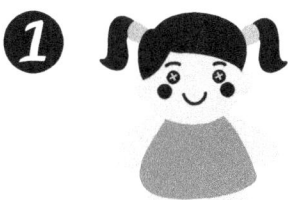 ❶
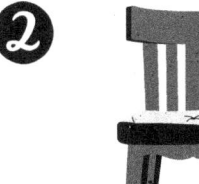 ❷
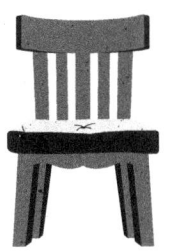
 ❺

EASY

BEACH

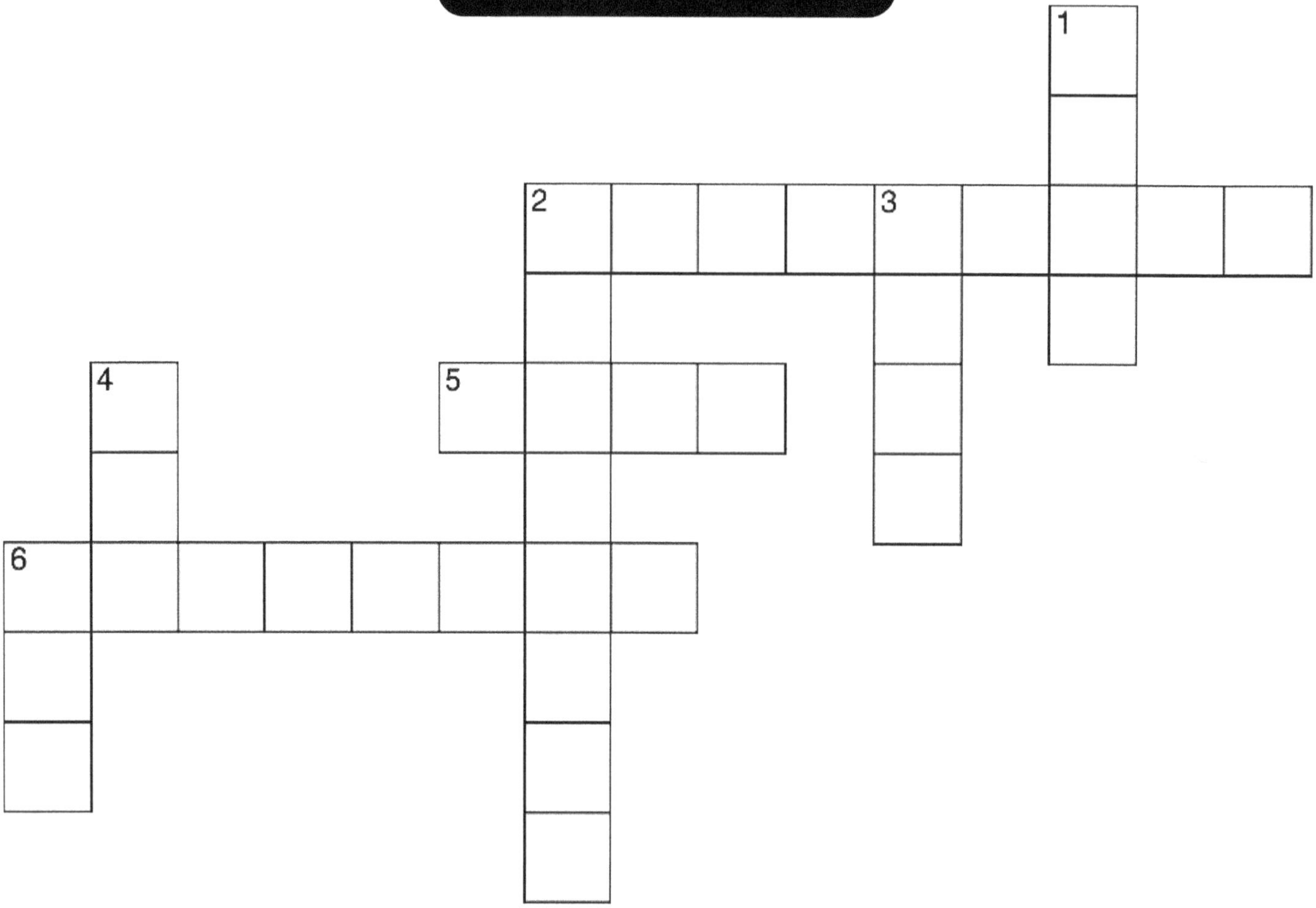

ACROSS: KITE SURFBOARD STARFISH

2 5 6

DOWN: BALL BOAT HAT SUN SWIMSUIT

1 2 3 4 6

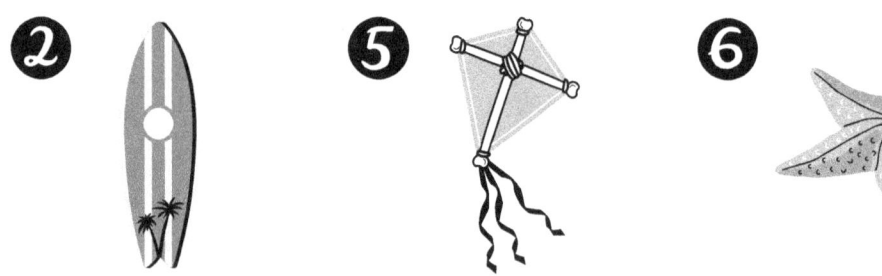

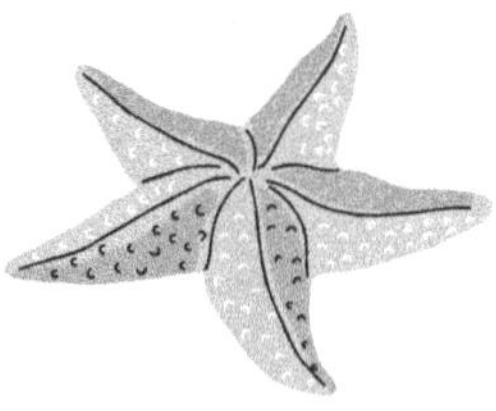

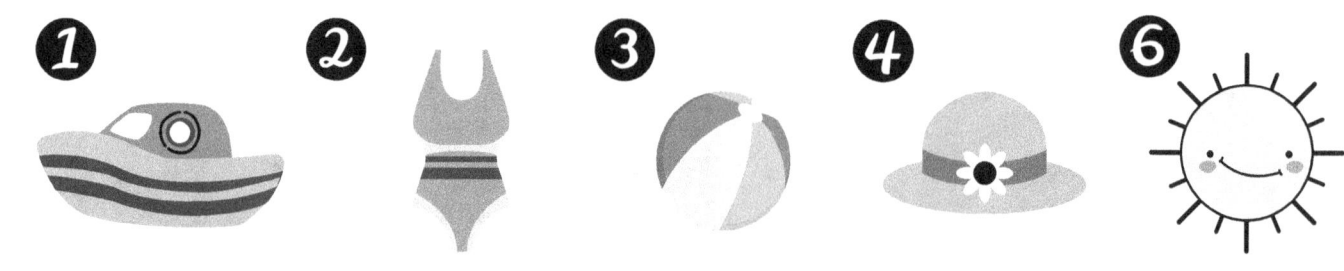

CLOTHING

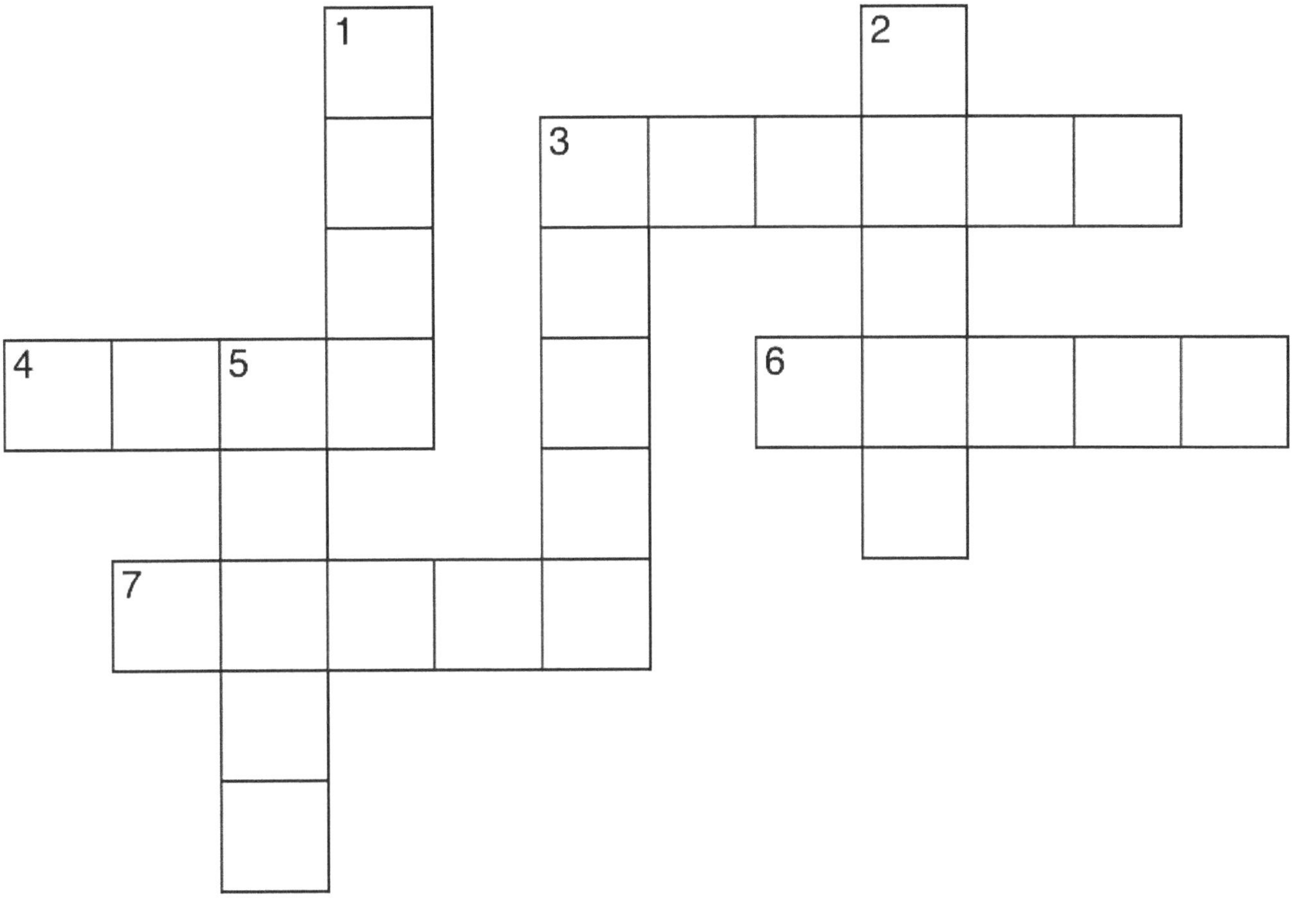

ACROSS: DRESS JACKET PANTS VEST

3

4

6

7

DOWN: COAT JEANS SKIRT SCARF

1

2

3

5

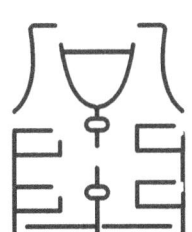

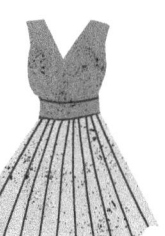

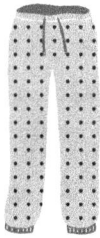

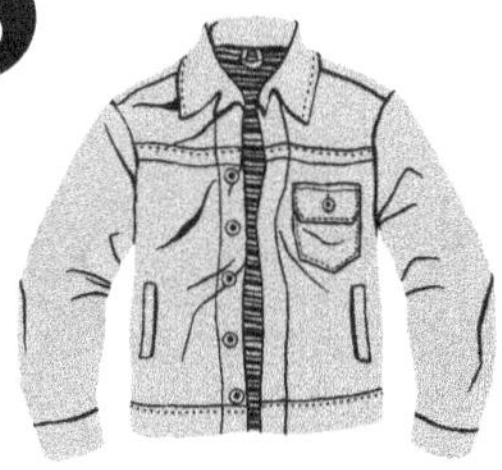

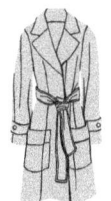

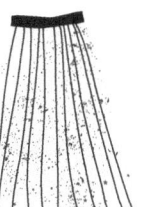

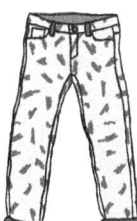

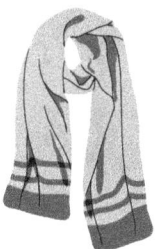

CAREERS

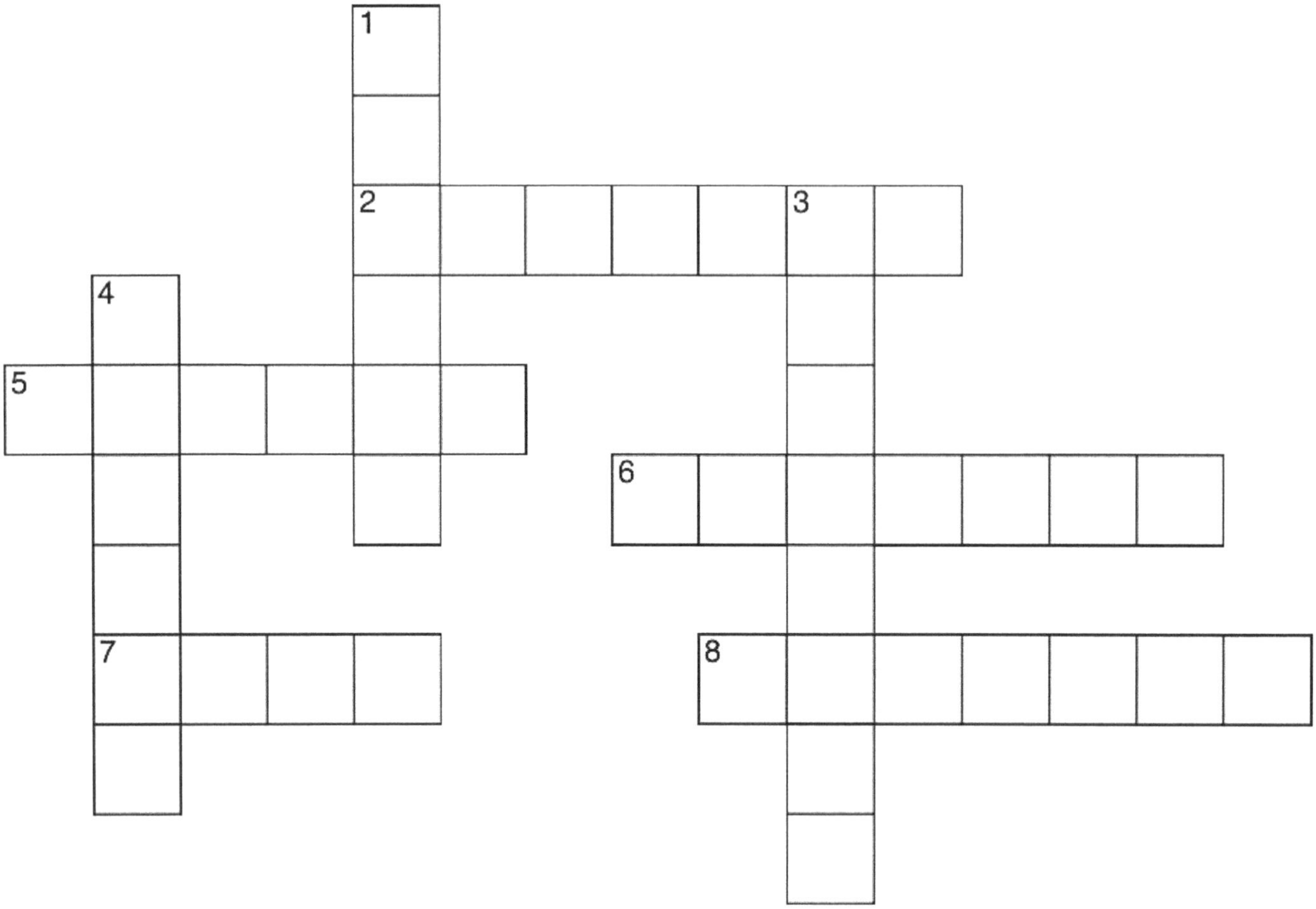

ACROSS: CHEF DENTIST DOCTOR PAINTER TEACHER

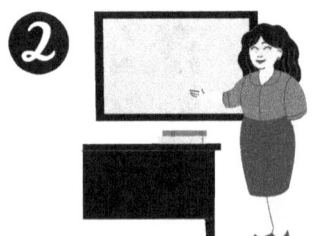
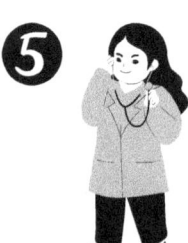
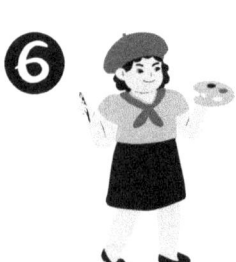

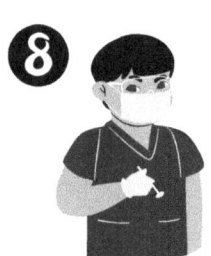

DOWN: AUTHOR ENGINEER POLICE

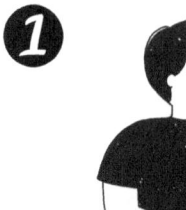
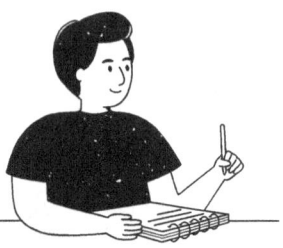
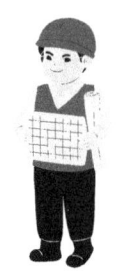

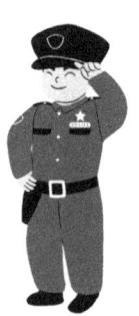

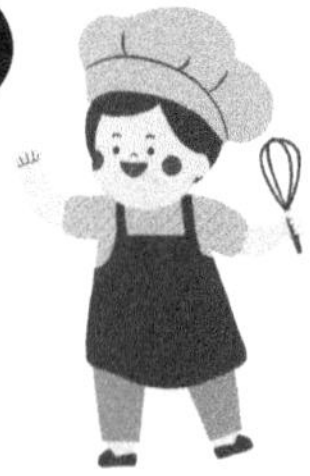

62

EASY

CIRCUS

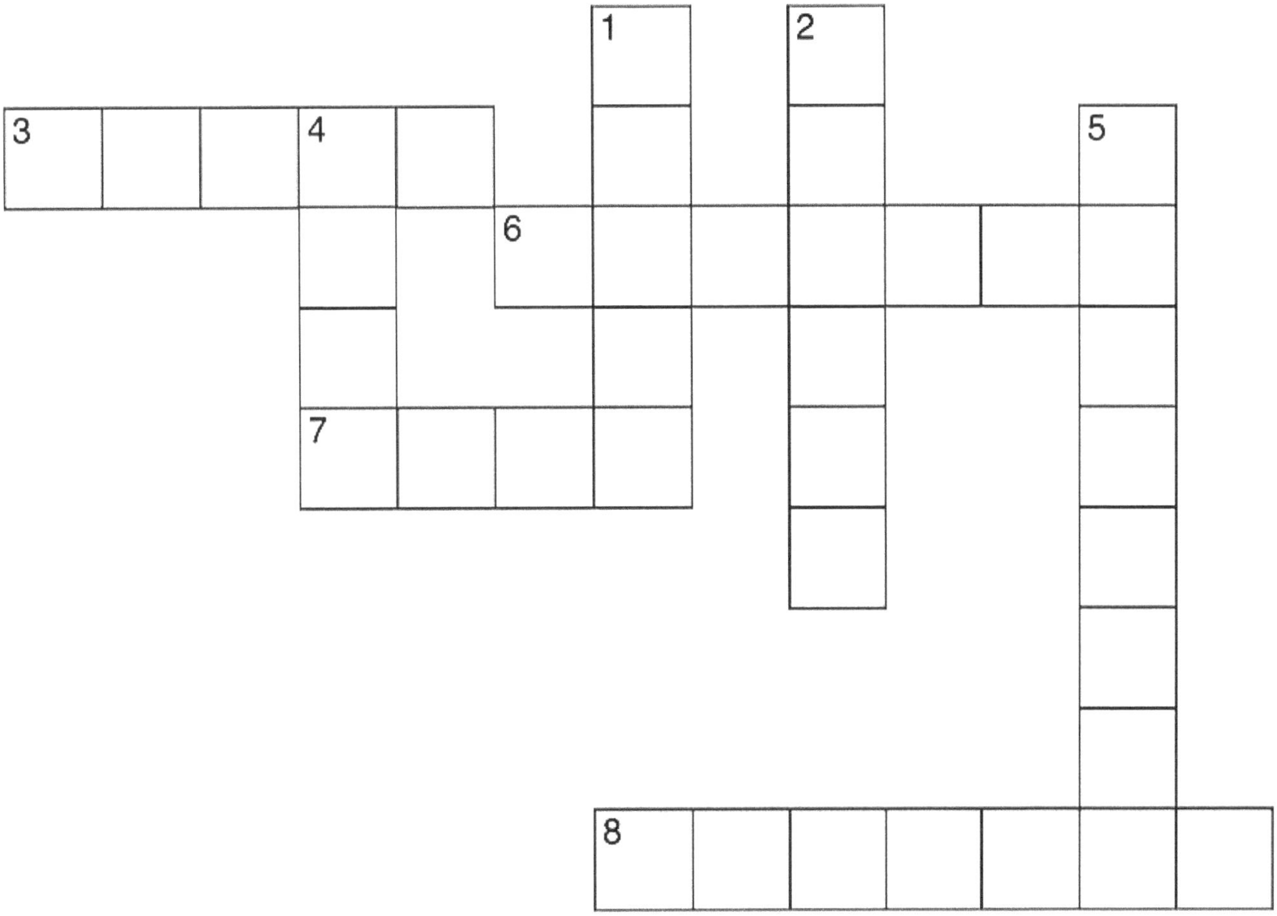

ACROSS: HORSE JUGGLER LION POPCORN

 3

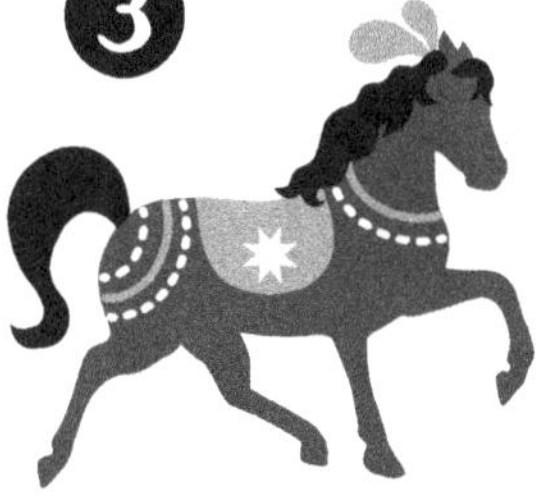

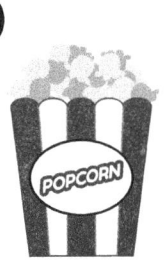 6

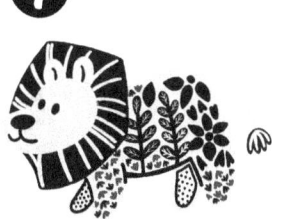 7

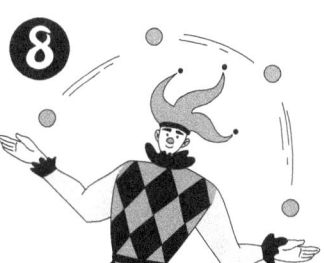 8

DOWN: CLOWN SEAL TICKET UNICYCLE

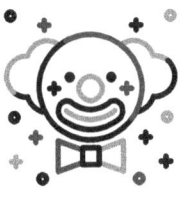 1

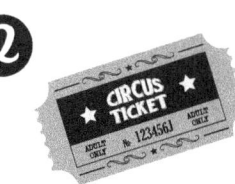 2

 4

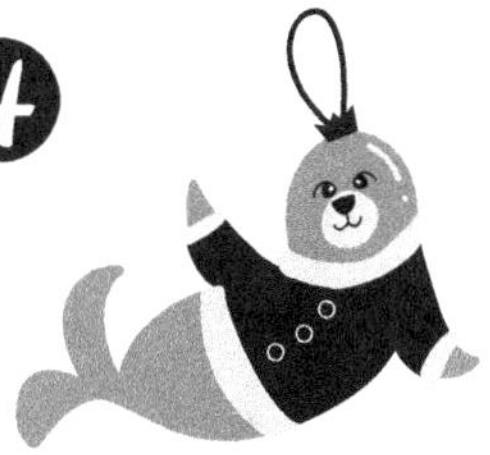

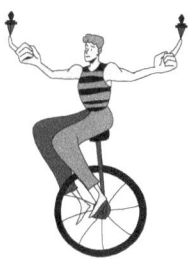 5

CONSTRUCTION

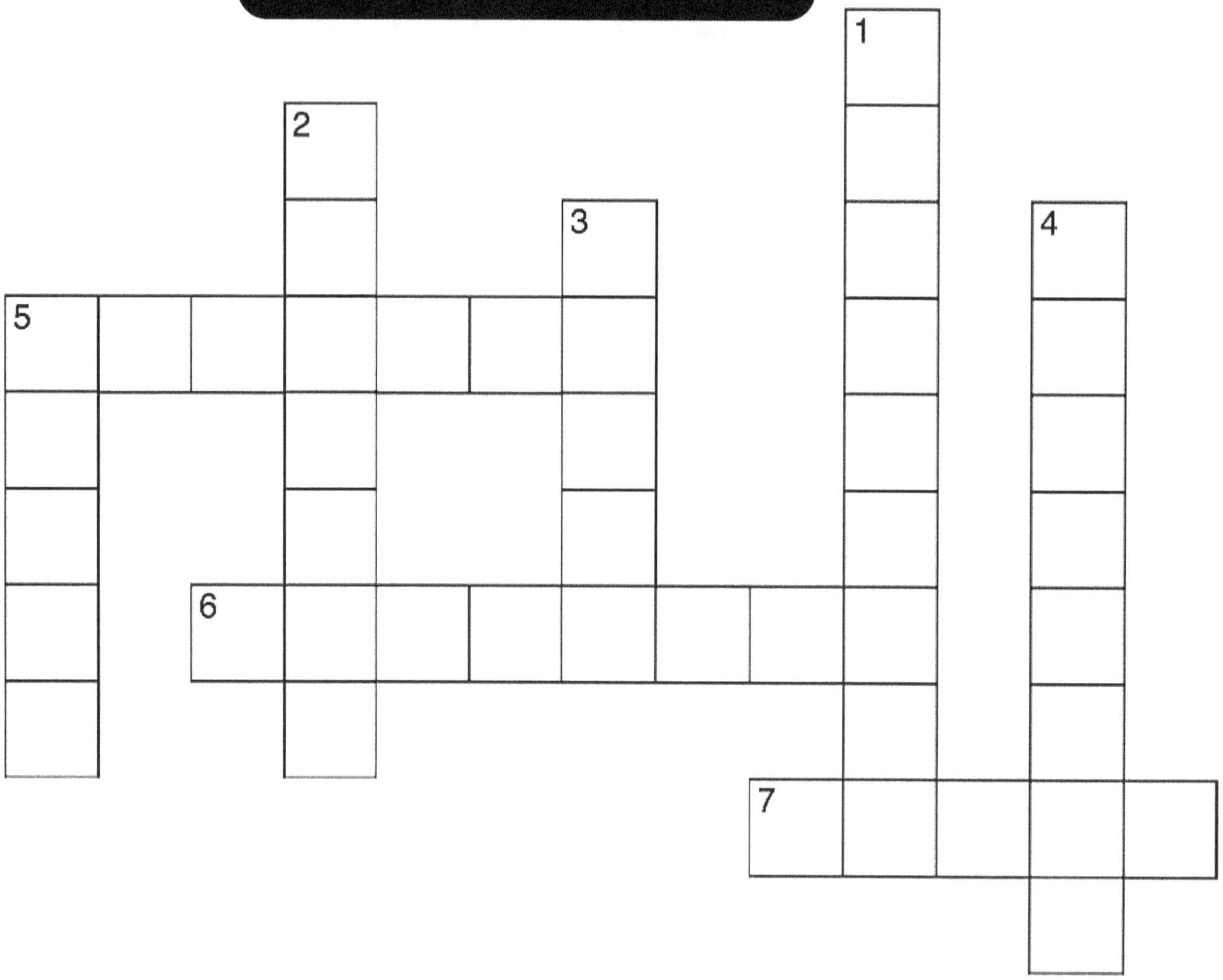

ACROSS: CRANE FORKLIFT TRACTOR

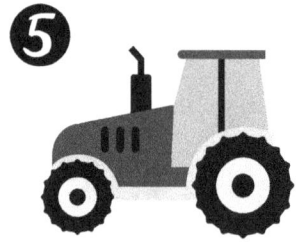
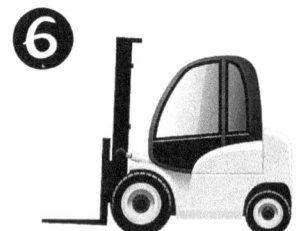
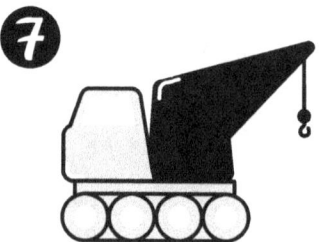

DOWN: BUILDING BACKHOE DRILL EXCAVATOR TRUCK

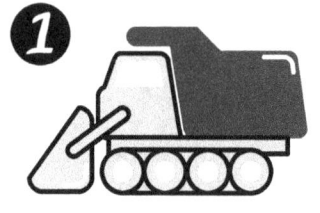
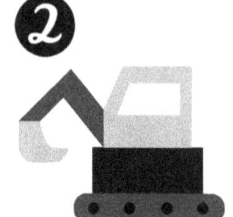
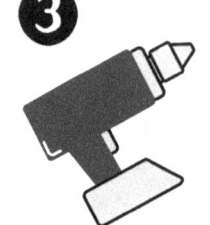
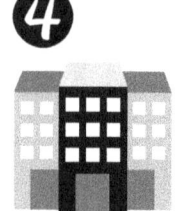
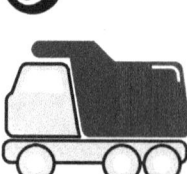

EASY

FARMING

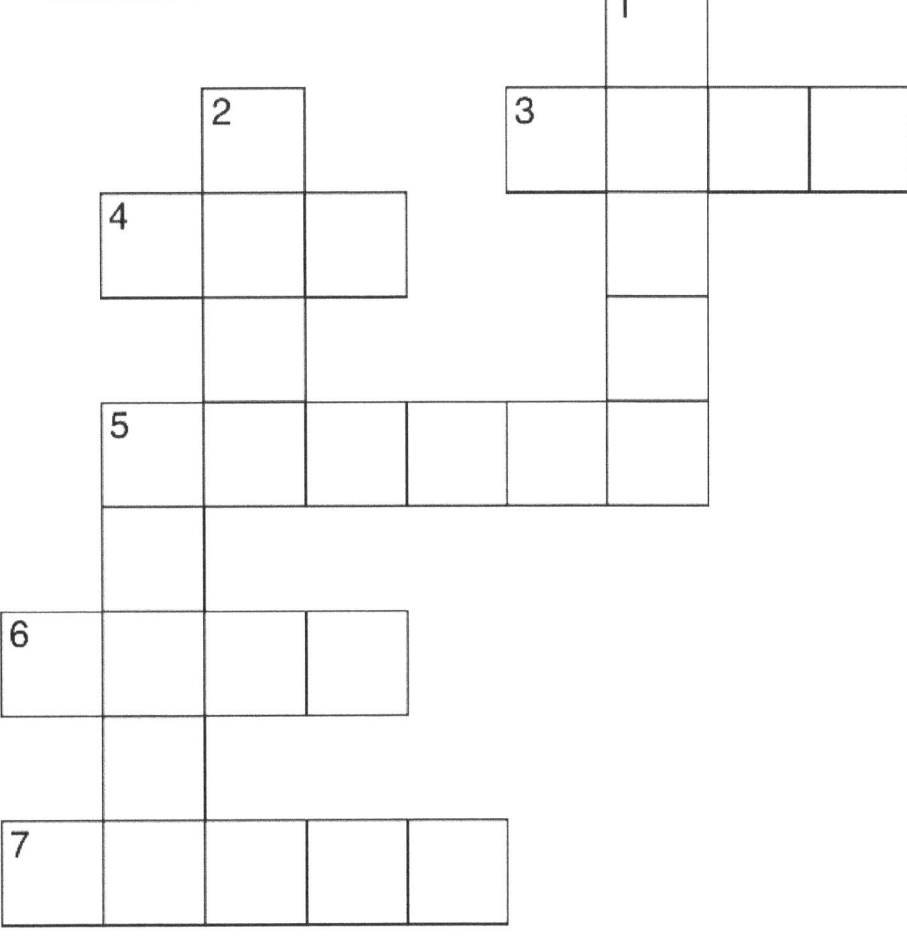

ACROSS: CORN COW GOAT GLOVES SEEDS

 **3**

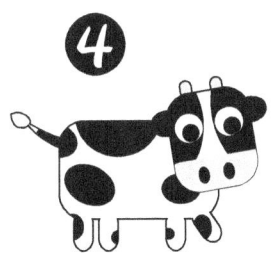 **4**

 **5**

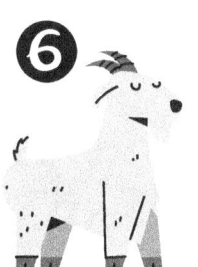 **6**

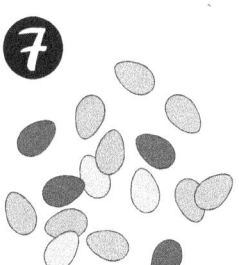 **7**

DOWN: BOOTS GOOSE SOIL

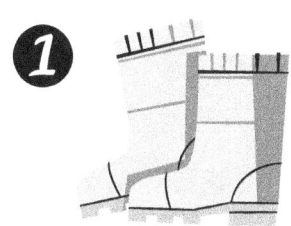 **1**

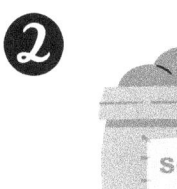 **2**

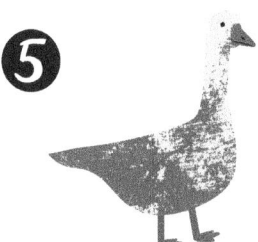 **5**

FOODS

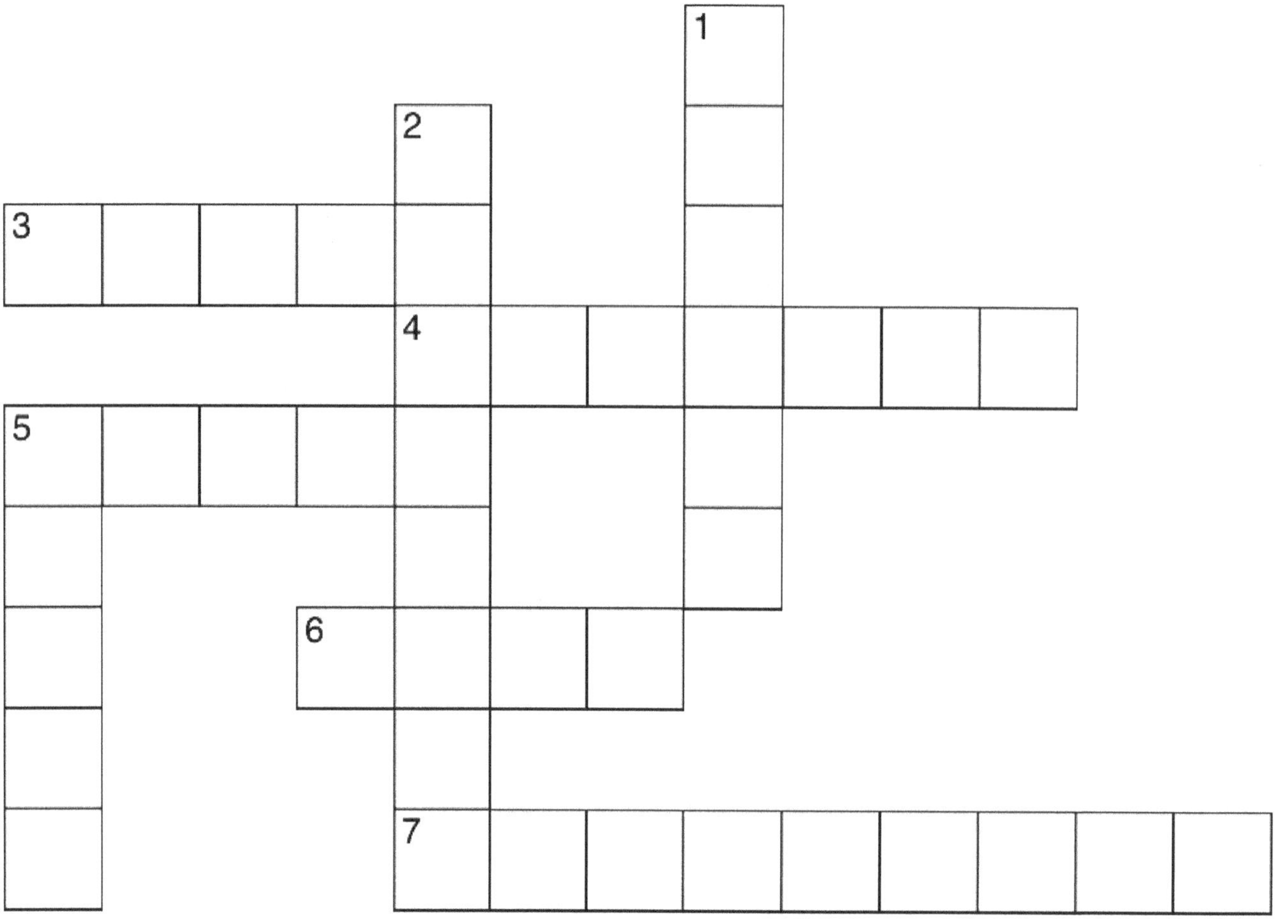

ACROSS: HAMBURGER NOODLES PIZZA RICE SALAD

3 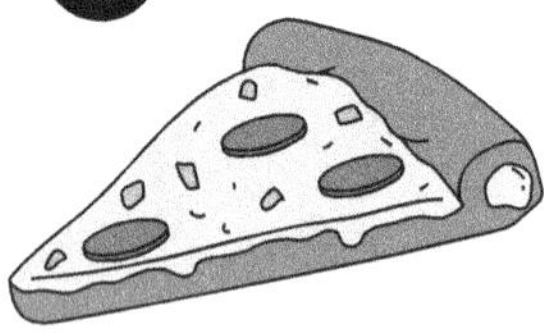
4 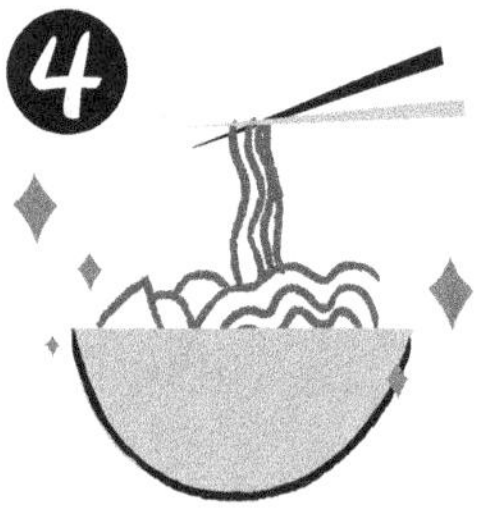
5
6 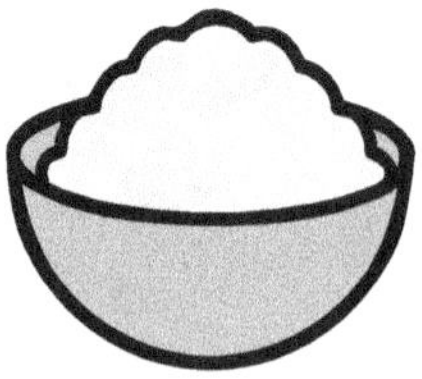
7

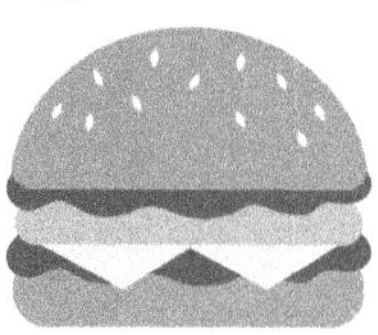

DOWN: HOTDOG STEAK SANDWICH

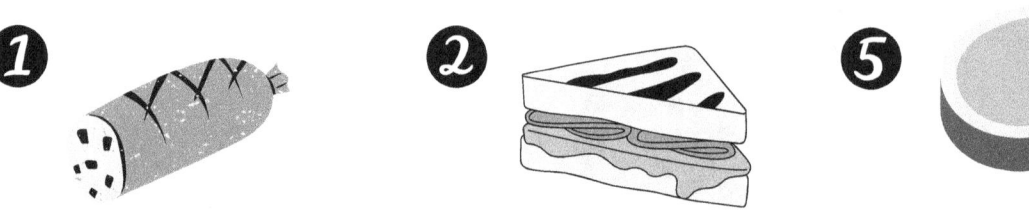

1
2
5

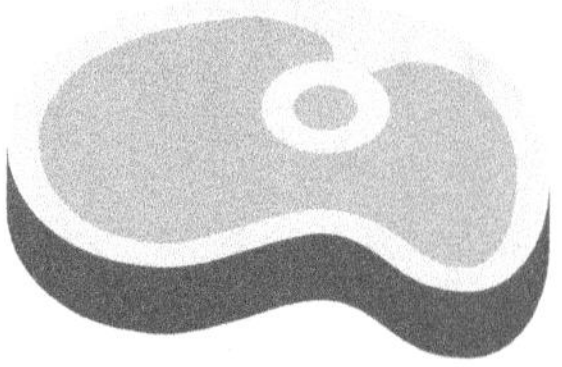

EASY

GARDEN

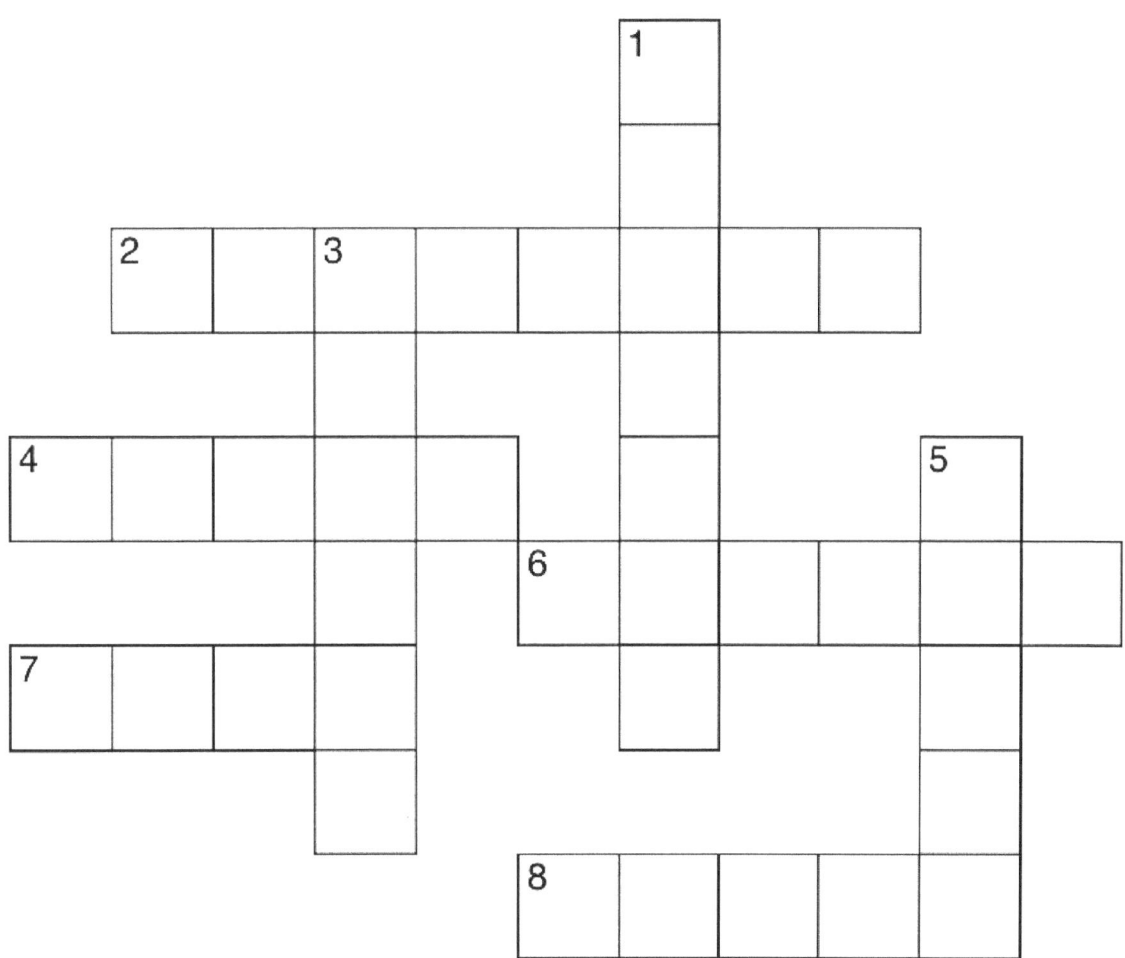

ACROSS: BEETS MUSHROOM ONION RAKE TROWEL

 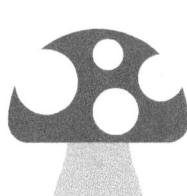
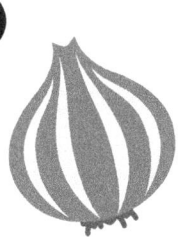
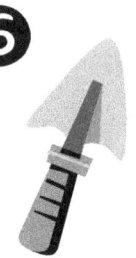
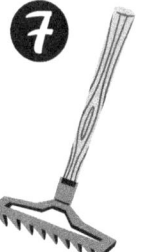
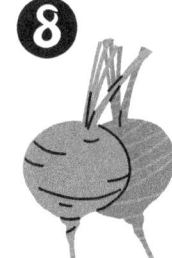

DOWN: BEANS FLOWERS SHOVEL

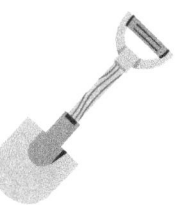
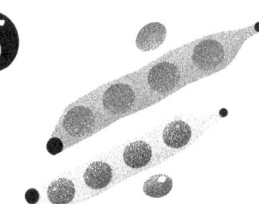

EASY

HALLOWEEN

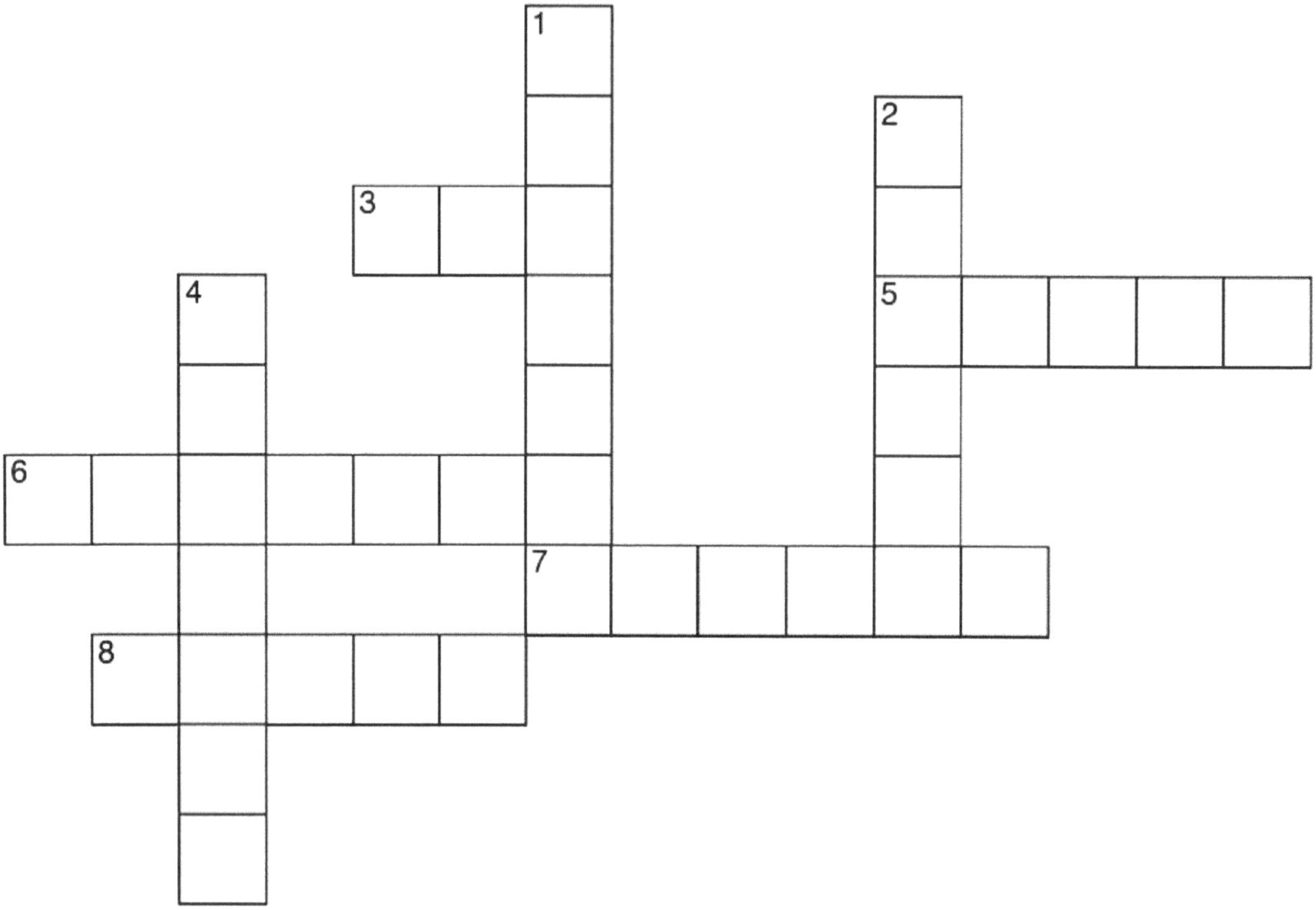

ACROSS: BAT MUMMY SPIDER SKULL VAMPIRE

3

5

6

7

8

DOWN: PUMPKIN WITCHES ZOMBIE

1

2

4

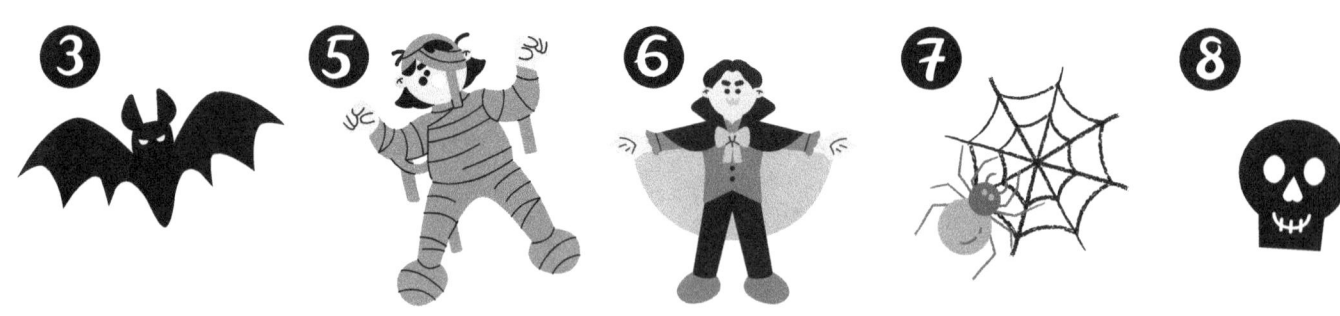

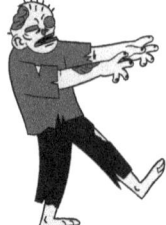

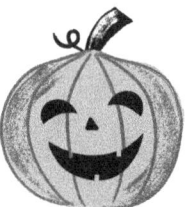

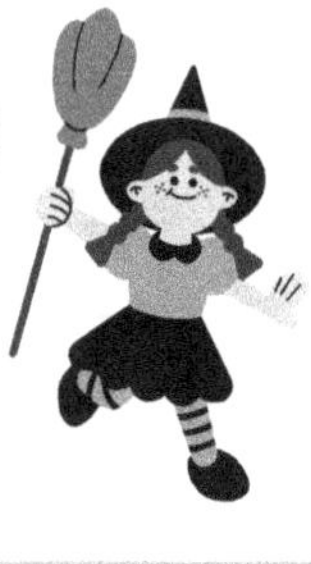

HUMAN BODY

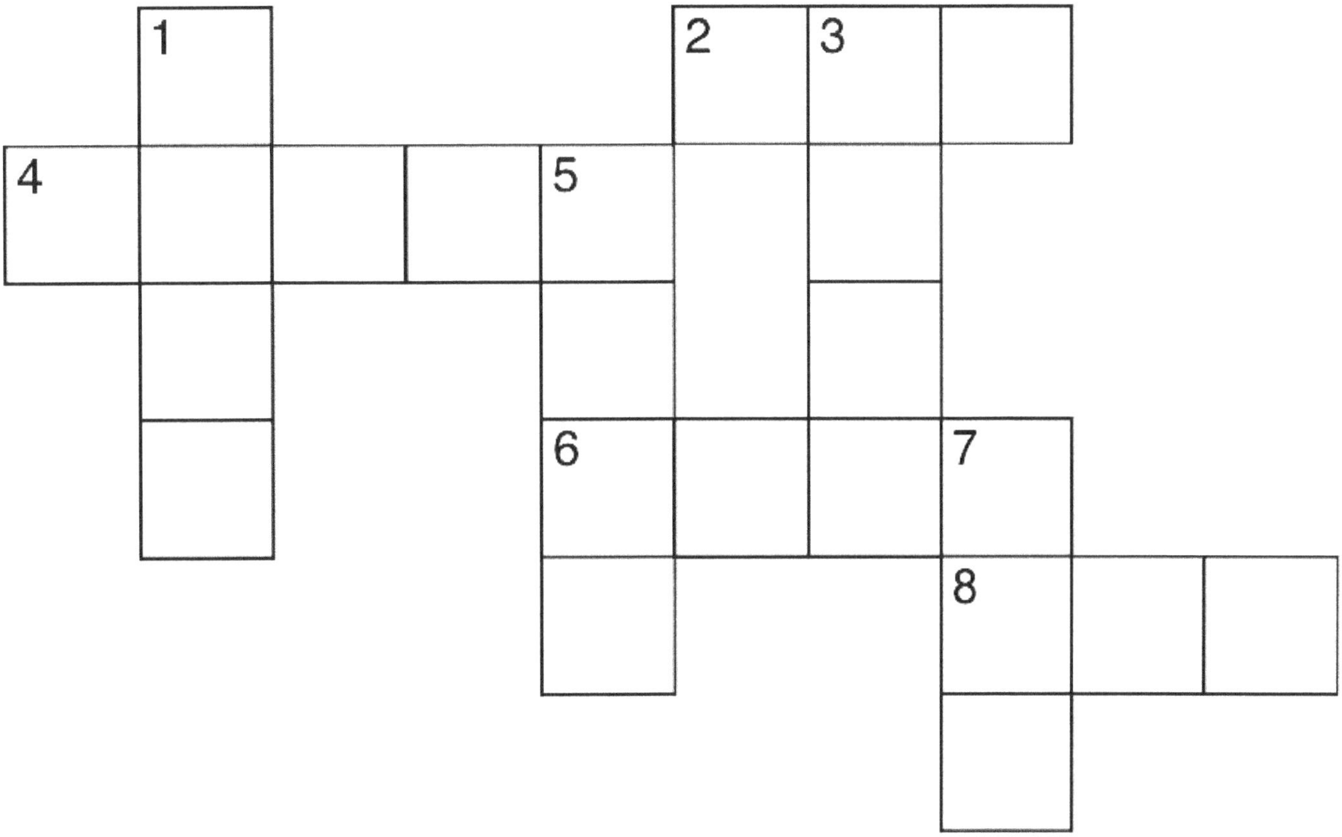

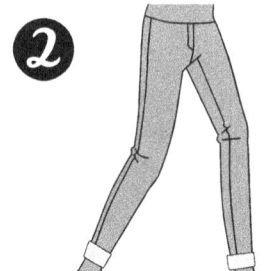

ACROSS: ARM LEG MOUTH NOSE

2

4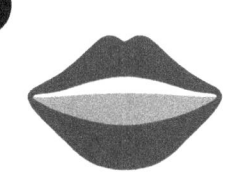

6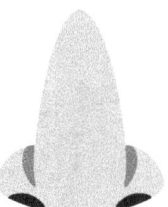

8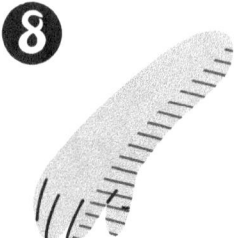

DOWN: EAR EYES FOOT HAND

1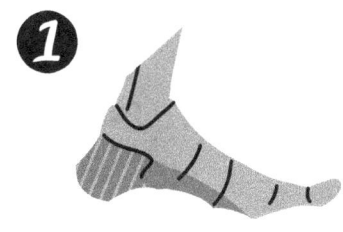

3

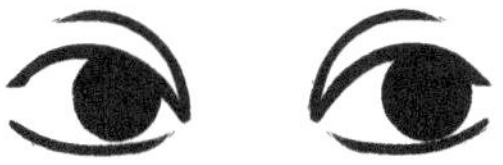

5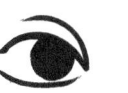

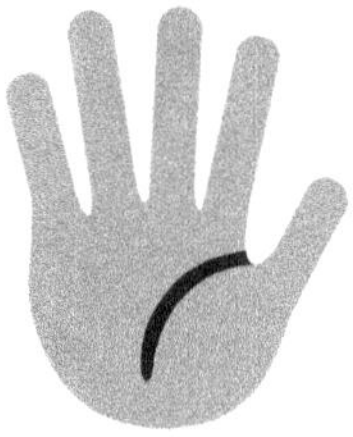

7

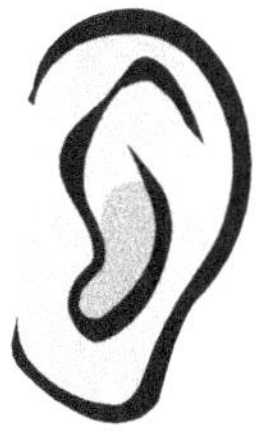

EASY

69

INSECTS

ACROSS: BUTTERFLY COCKROACH FLIES MOSQUITO

1

6

7

8

DOWN: BEETLE CRICKET DRAGONFLY LADYBUG

2

3

4

5

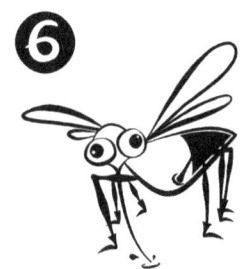

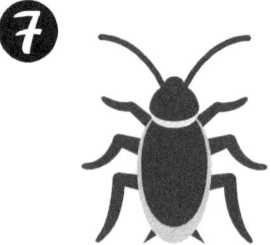

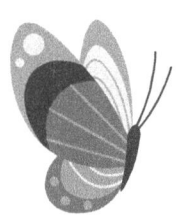

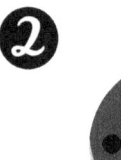

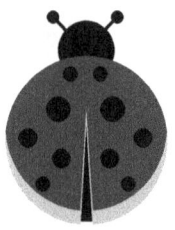

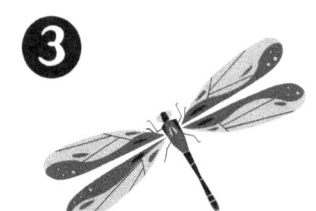

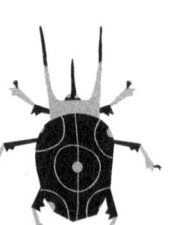

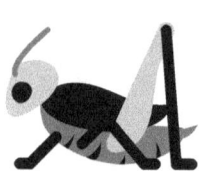

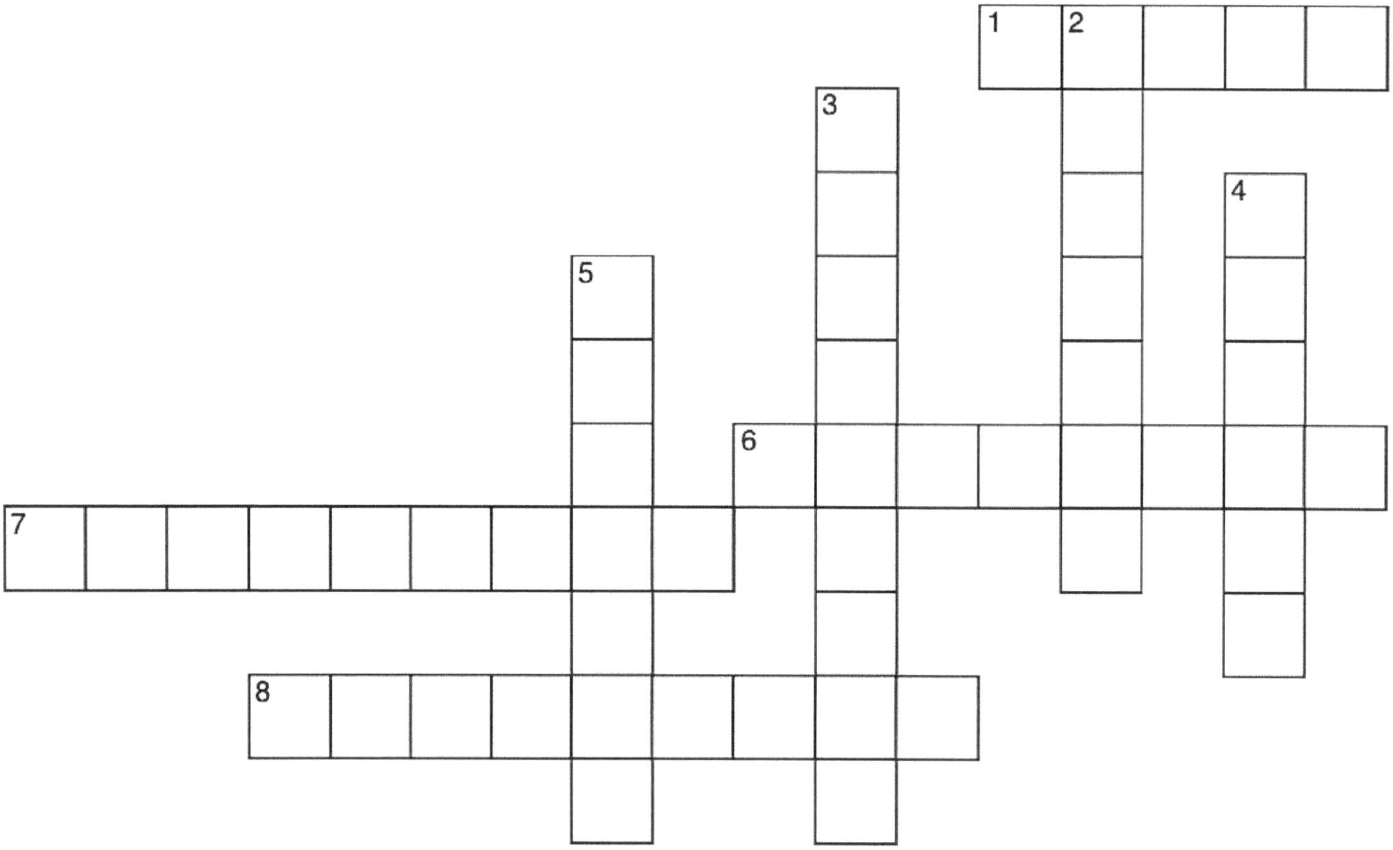

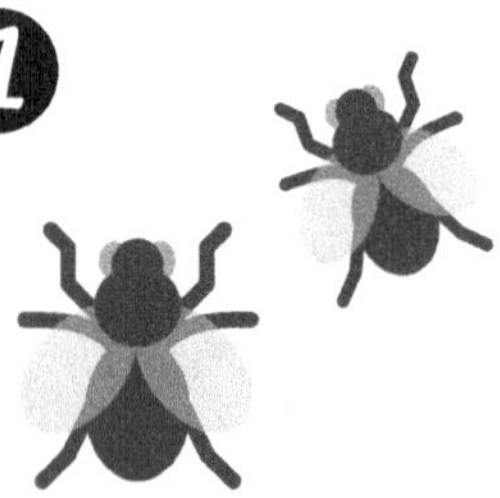

IN THE BATHROOM

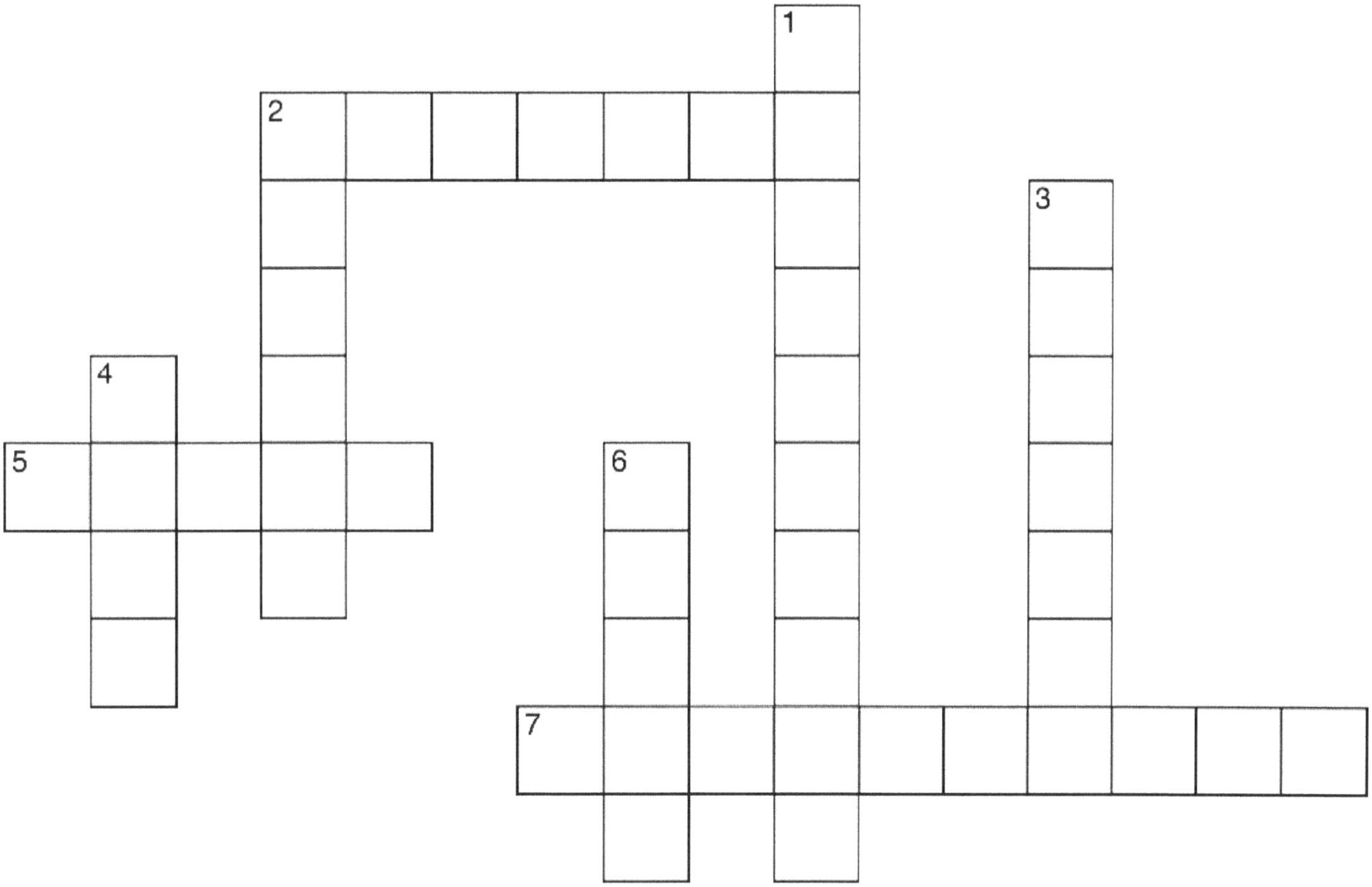

ACROSS: SHAMPOO TOWEL TOOTHBRUSH

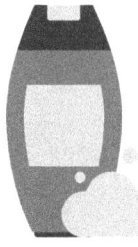 ②   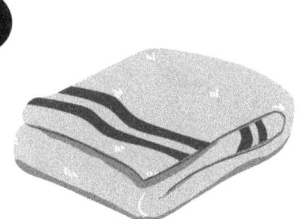 ⑤   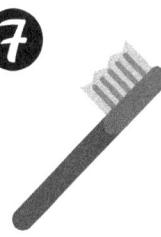 ⑦

DOWN: PLUNGER RAZOR SHAVER SOAP TOOTHPASTE

 ①   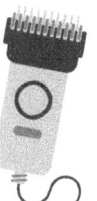 ②   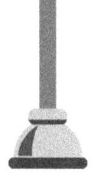 ③   ④ 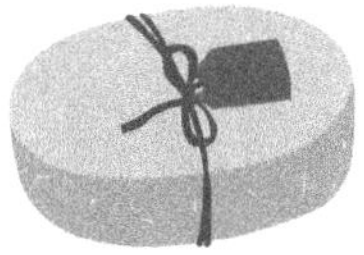   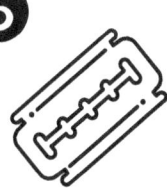 ⑥

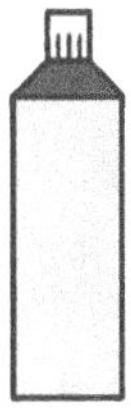

KITCHEN

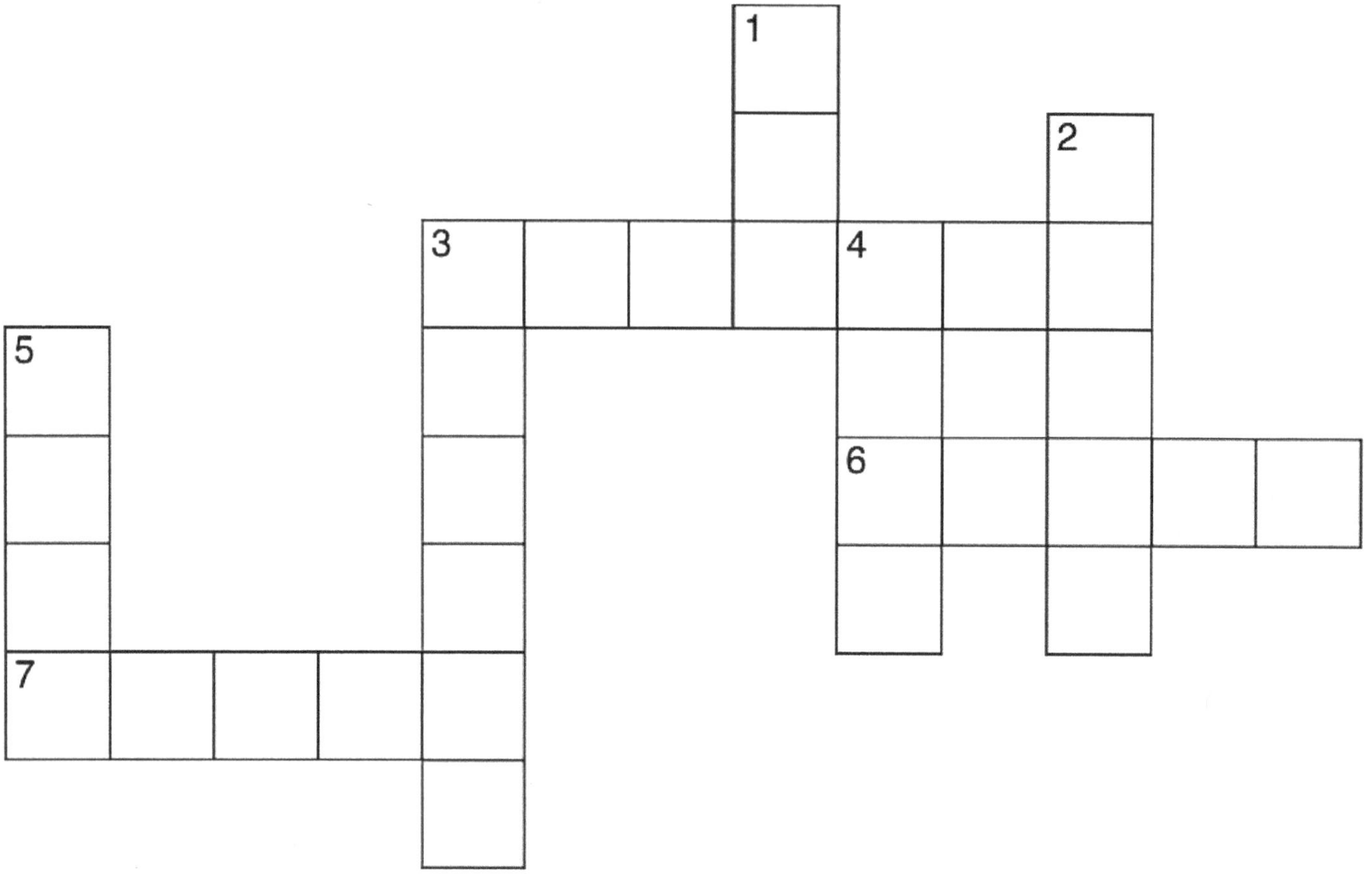

ACROSS: BLENDER KNIFE SPOON

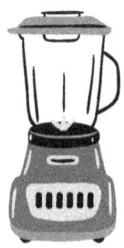 3 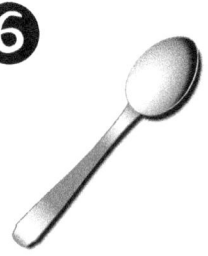 6  7

DOWN: BASKET BROOM DISH FORK PAN

1 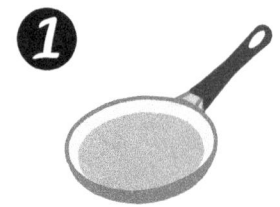 2 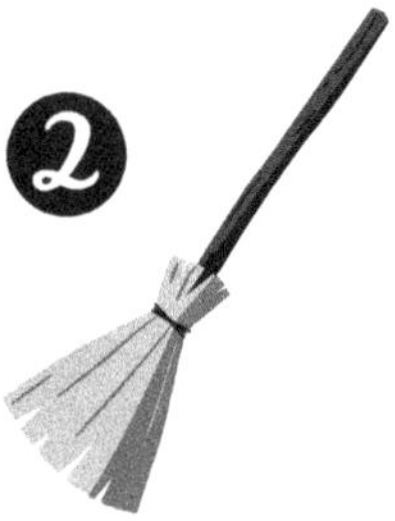  3 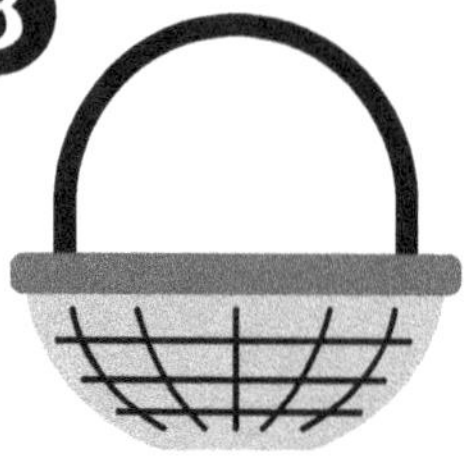  4 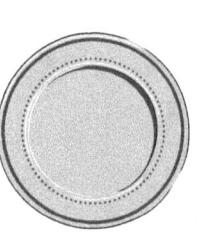 5

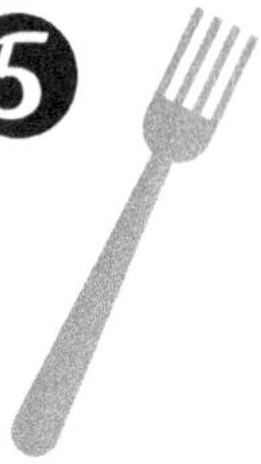

EASY

KNIGHT

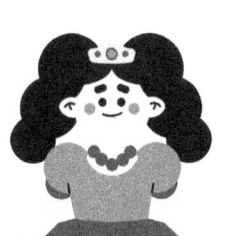

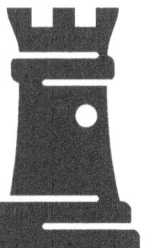

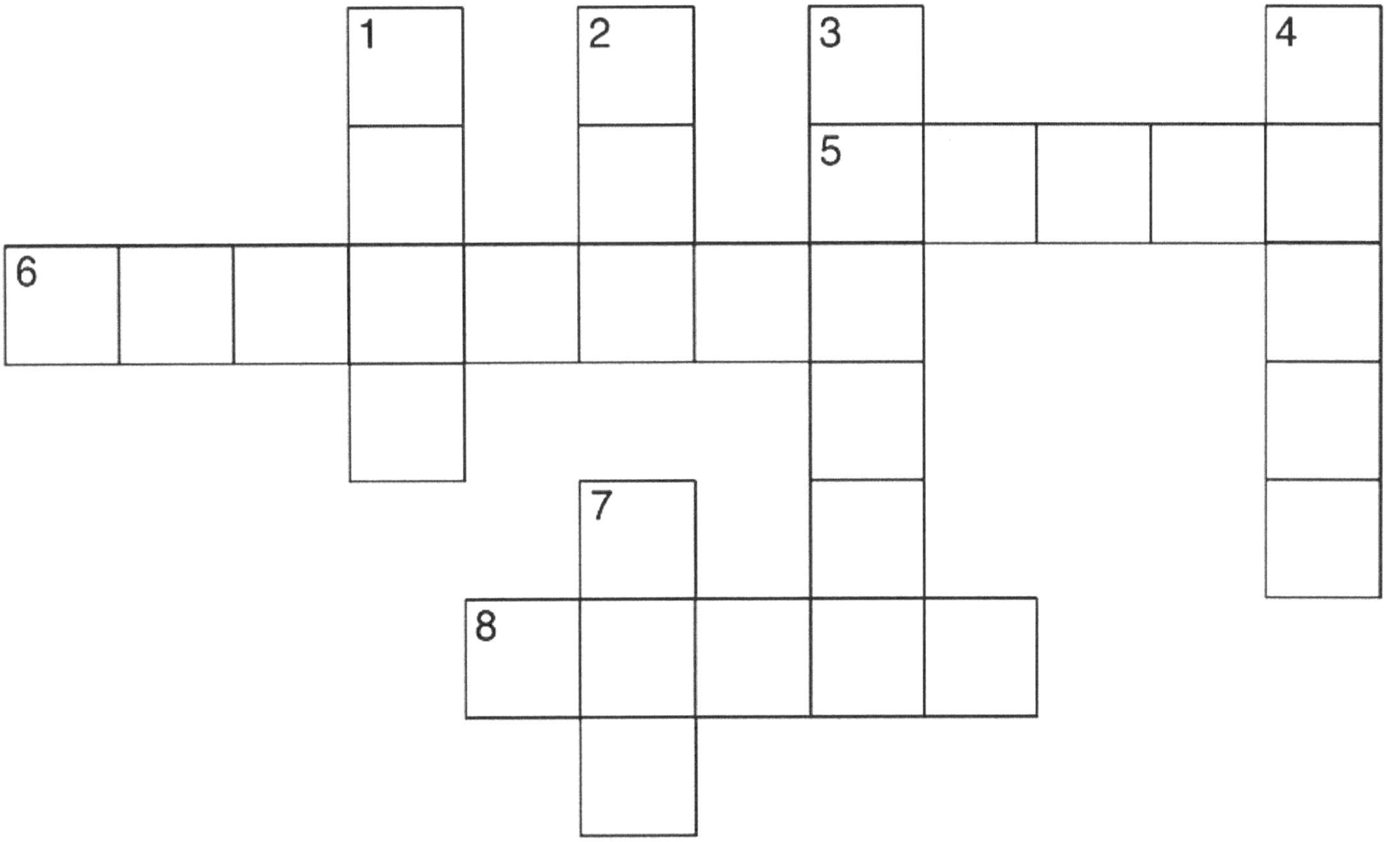

ACROSS: ARROW PRINCESS TOWER

5  **6** 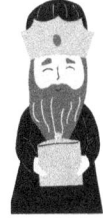 **8**

DOWN: AXE BOW CASTLE KING SWORD

1 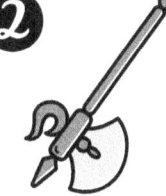 **2** 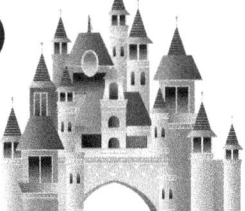 **3** 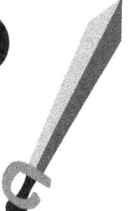 **4** 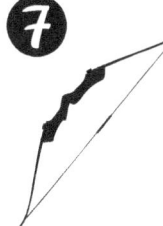 **7**

BABY

BLANKET BIB CRIB DIAPER FEEDING-BOTTLE STROLLER

ACROSS:

1. Tuck a baby up in ____.
4. I'm changing my baby's ____.
6. The baby is sucking away at a ____.

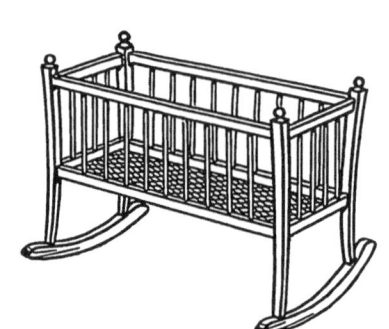

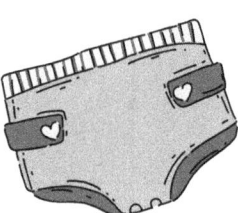

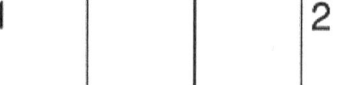

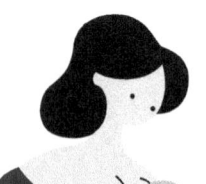

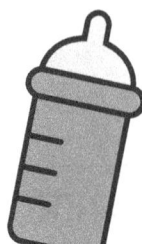

DOWN:

2. Tuck a ____ around a baby.
3. Take a baby in a ____.
5. The baby drooled onto the ____.

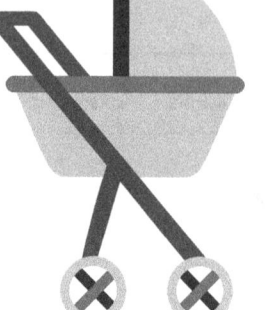

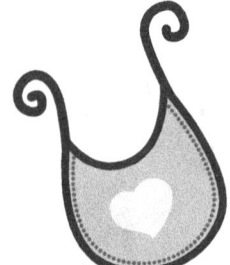

HARD

COUNTRIES

AUSTRALIA CANADA FRANCE ITALY UNITED KINGDOM UNITED STATE

ACROSS:

2. Quebec is a special part of ____.

4. Paris is the capital of ____.

5. He has gone to ____ to see Rome.

6. The clock is a symbol of the ____ and London.

DOWN:

1. Boston is in the northeast part of the ____.

3. Kangaroo meat is getting more popular in ____.

'C' LETTER

COMPANY CAMERA COCONUT CAP CRY CAPTAIN

ACROSS:

1. Put new film in a ____.

2. His face was half hidden by a ____.

4. Jenny works as a copywriter at a publishing ____.

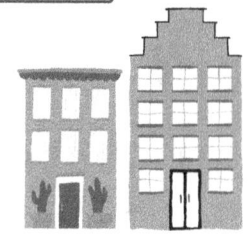

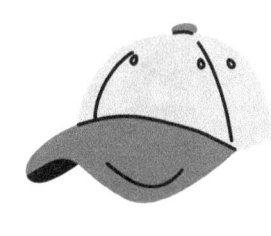

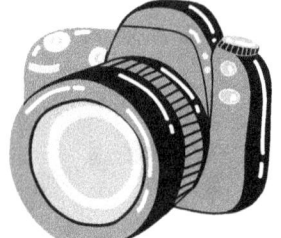

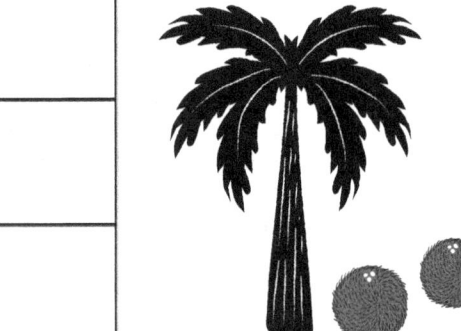

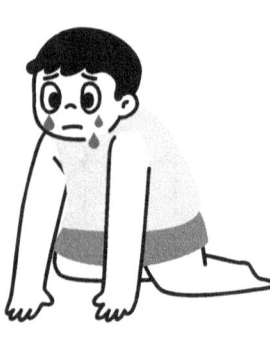

DOWN:

1. A ____ controls his ship and crew.

2. The island is well clothed with ____ tree.

3. The little boy fell over and started to ____.

HARD

FIREFIGHTER

BURNING FIREMAN HOSE LADDER SIREN WATER

ACROSS:

4. He climbed up the ____.
5. Firefighting equipment.
6. Emergency services worker.

DOWN:

1. Fires were ____ all over the city.
2. The fire engine throws a long stream of ____.
3. Warning device.

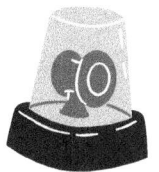

HARD

'G' LETTER

GAS GARBAGE GLASSES GRASS GUITAR GLUE

ACROSS:

2. The balloon swelled out with ____.

4. The ____ protected their eyes from the sun.

5. Put ____ on a sheet of paper.

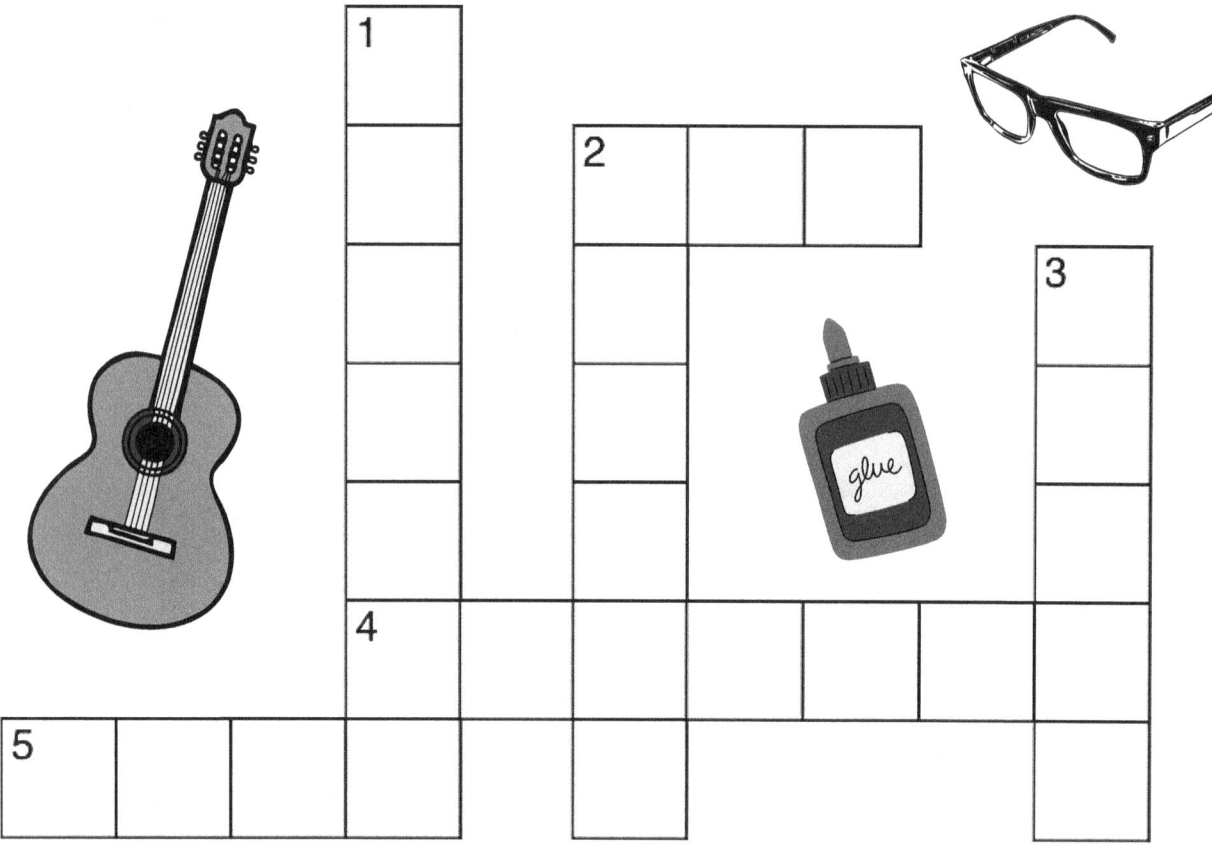

DOWN:

1. The man collects empty cans in ____ bins.

2. He plays the electric ____.

3. The horse is eating ____ on the field.

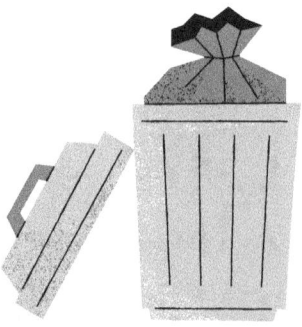

HARD

HAIR

BARBER-SHOP BARBER CLIPPER COMB HAIR-DRYER SHAMPOO

ACROSS:

3. Your ____ is too hot. Would you adjust it, please?

5. The ____ cut her hair very short.

6. Wet your hair and apply the ____.

DOWN:

1. Cut one's hair with a ____.

2. I was going to the ____ for my haircut.

4. I ____ my daughter's hair every morning.

'J' LETTER

JAPAN   JAGUAR   JAY   JET   JIGSAW   JULY

ACROSS:

1. The _____ soared into the air.

3. Month after June.

4. The _____ is a very good hunter.

DOWN:

1. Bird of the crow family.

2. Picture puzzle.

3. Mount fuji is the highest mountain in _____.

HARD

MERMAID

DAGGER KINGDOM MERMAN OCEAN PEARL STONE

ACROSS:

4. Knife used as a weapon.

5. Jewel from the sea.

6. A _____ can find a mermaid to be her partner.

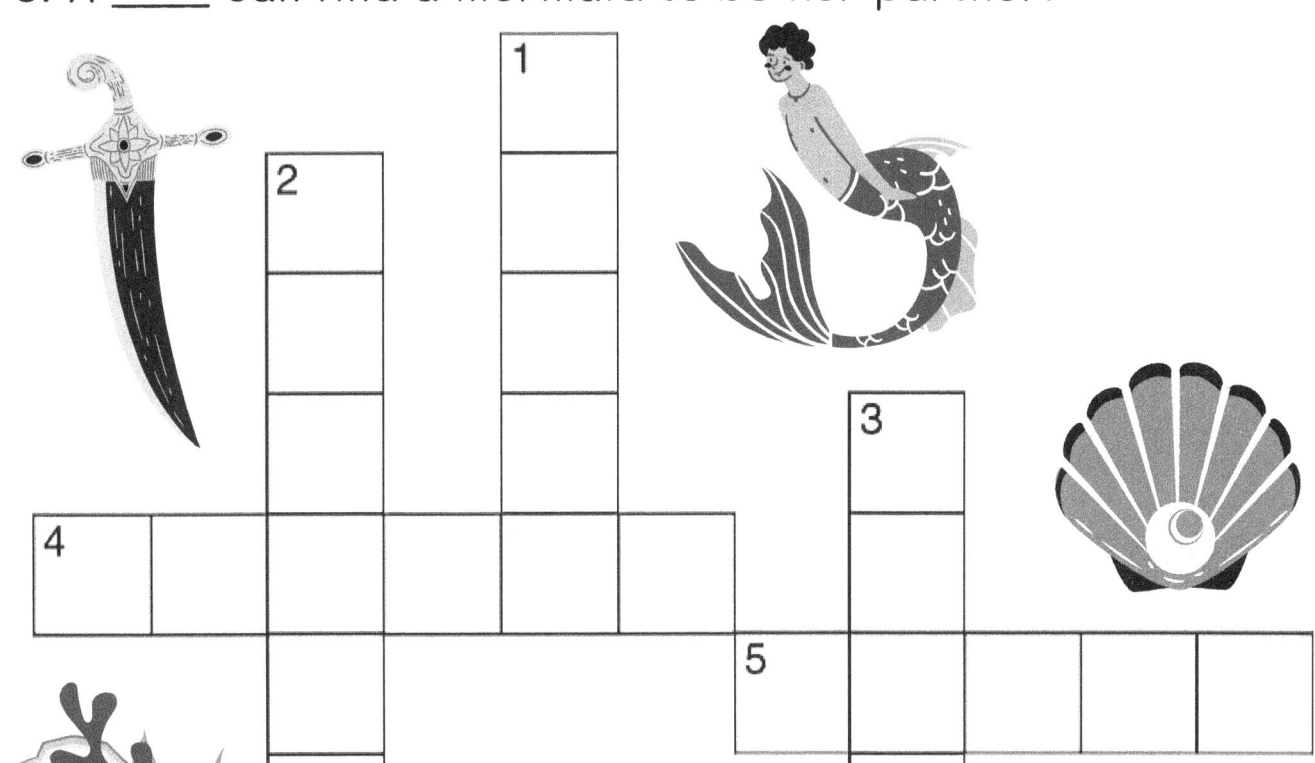

DOWN:

1. The _____ is carpeted with seaweed.

2. The mermaid ruled the _____ of sea.

3. The sun dips into the _____.

NURSING HOME

BATHTUB DINNER LIBRARY NEWSPAPER ROOMMATE

ACROSS:

1. The _____ will be served buffet style.
4. Place for a relaxing soak.
5. Daily journal.

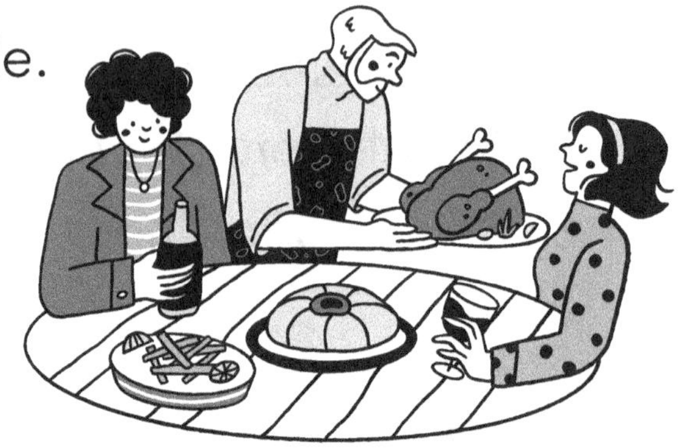

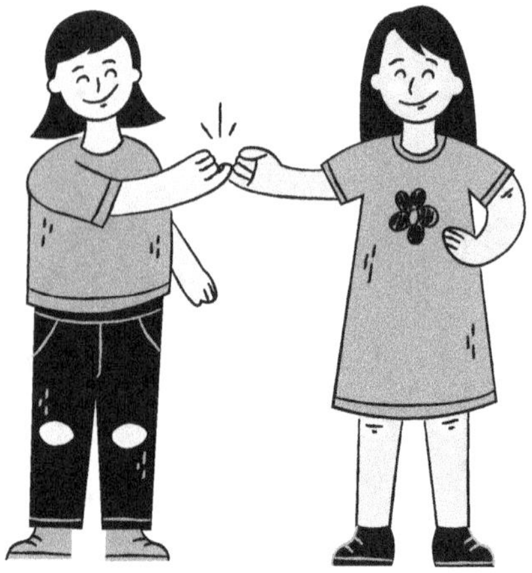

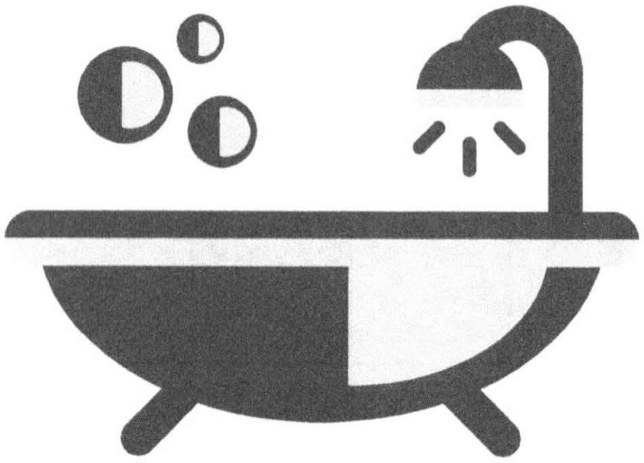

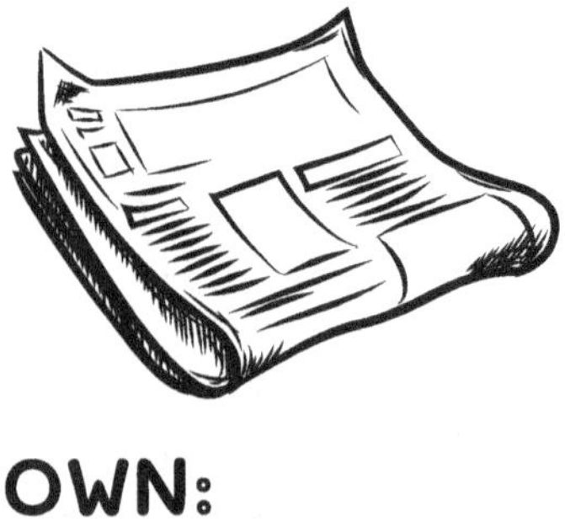

DOWN:

2. Sara was my _____ during our first year.
3. The _____ is open every day.

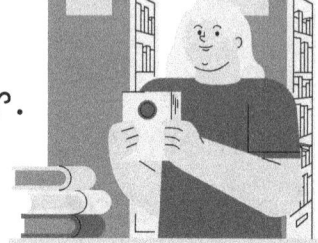

OCTOBER

AUTUMN COSTUME DARK FULL-MOON HALLOWEEN LEAVES

ACROSS:

3. During ____ , many trees change color.

4. A ____ hovered in the sky.

6. The ____ of trees begin to yellow in autumn.

DOWN:

1. He wears a black ____ and a mask.

2. October 31

5. Without light.

HARD

'P' LETTER

PEAR PEACOCK PIN POT PUPPET PRETTY

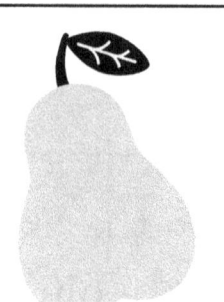
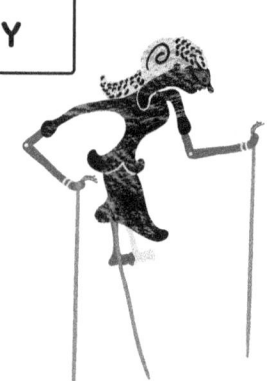

ACROSS:

1. Doll controlled by strings.
3. Apple cousin.
4. She put water in a ____.

DOWN:

1. She is ____ and has long blond hair.
2. ____ have beautiful plumage.
3. Attach paper with a ____.

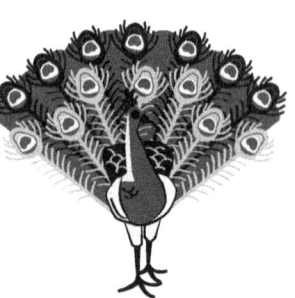

HARD

RABBIT

BURROW FLUFFY FUR GIANT MEADOW RODENT

ACROSS:

3. It has large hind feet, long ears and a short, ____ tail.

5. Rabbits are part of the ____ family.

6. The rabbits are feed in the ____.

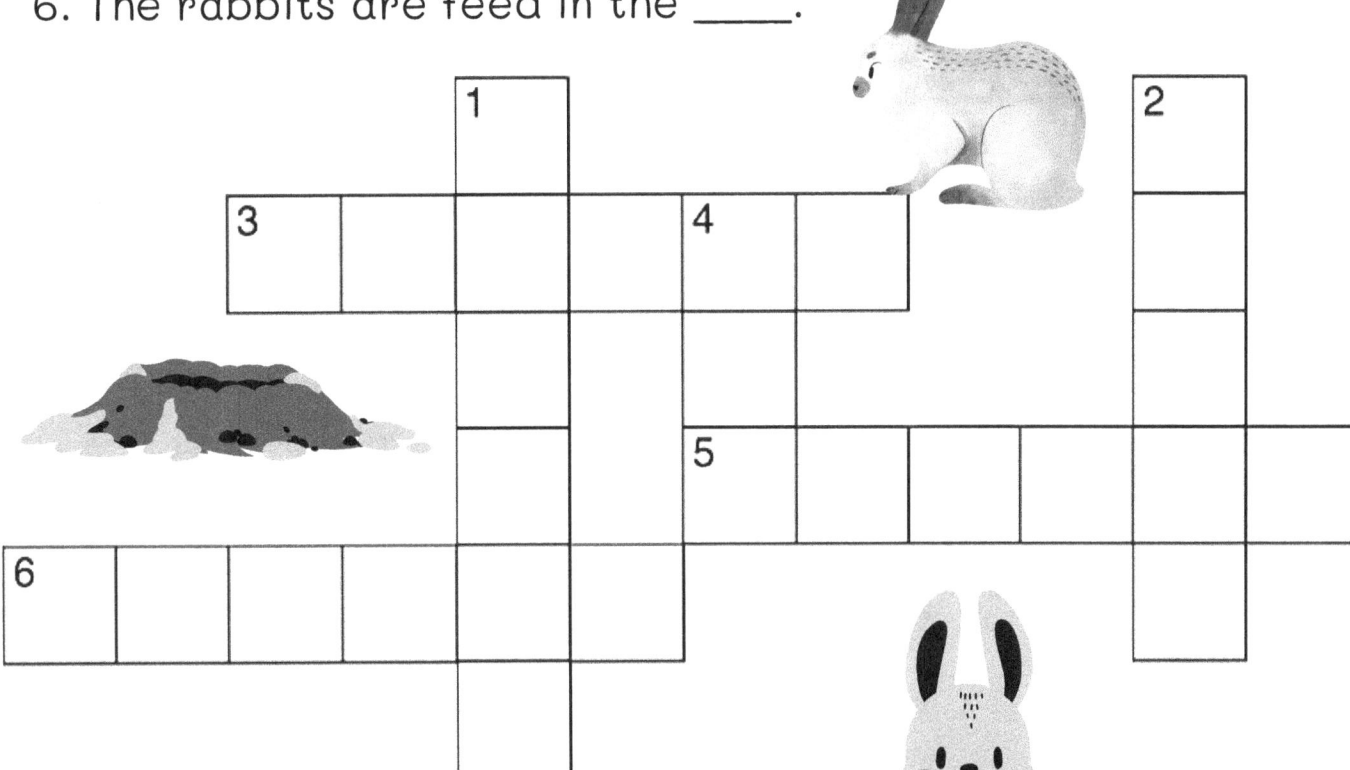

DOWN:

1. A rabbit comes out of the ____.

2. Carrot is the ____ rabbit's favorite food.

4. My rabbit has soft ____.

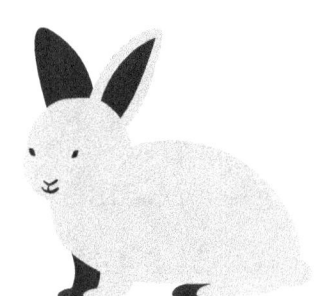

SUMMER

BIKINI HIKE HOT SANDALS SUNSCREEN SWEAT

ACROSS:

1. Apply a _____ before you go out into the sunlight.
3. Two-piece bathing costume.
6. Wipe the floor with a _____.

DOWN:

2. We only wear shorts, shirts and _____.
4. We used to _____ around a large mountain.
5. It's predicted that this summer will be very _____.

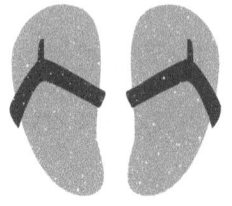

HARD

SPRING

APRIL PLANT RAINCOAT SEASON WARM WINDY

ACROSS:

3. She had a _____ on when the rain started.
5. The _____ spring sunshine flooded the room.
6. It's going to be rainy and _____ tomorrow.

DOWN:

1. A _____ pushes out new shoots in spring.
2. The weather is very different during each _____.
4. Spring month.

HARD

SOLAR SYSTEM

COMET   EARTH   GALAXY   METEORITE   SATURN   STAR

ACROSS:

4. Large star system.

5. A giant ____ struck the earth.

6. It is a visible ____ in the sky.

DOWN:

1. The ____ moves round the sun.

2. Tailed star.

3. Ringed planet.

HARD

WASHING A CAR

ROOF SPONGE TIRE WASH WHEELS

ACROSS:

2. It always rains the day after i ____ the car.

3. I found a nail stuck in the ____.

5. He used a ____ to clean his car.

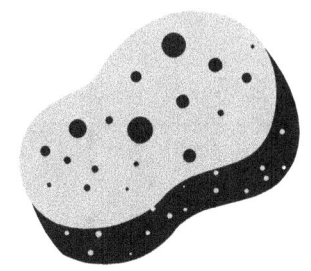

DOWN:

1. This car is a four ____ drive.

4. Sports cars have low ____.

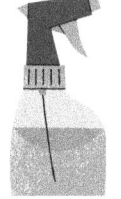

WEATHER

FOG STORM SUNNY THUNDER TEMPERATURE

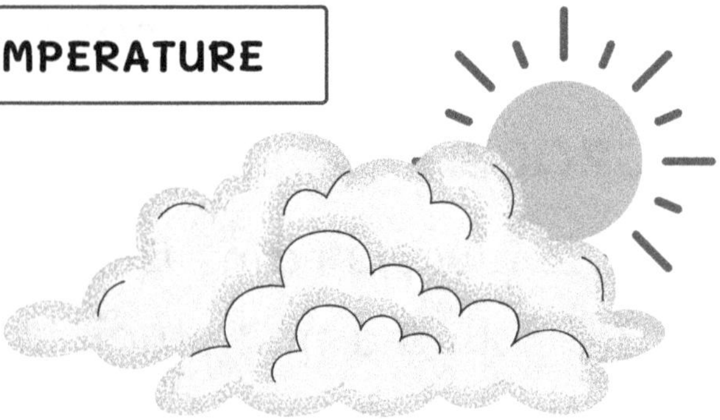

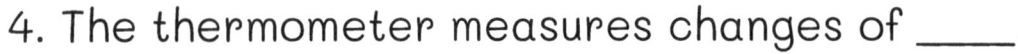

ACROSS:

2. Cloudless and bright.
3. Air thick with ____ and smoke.
4. The thermometer measures changes of ____.

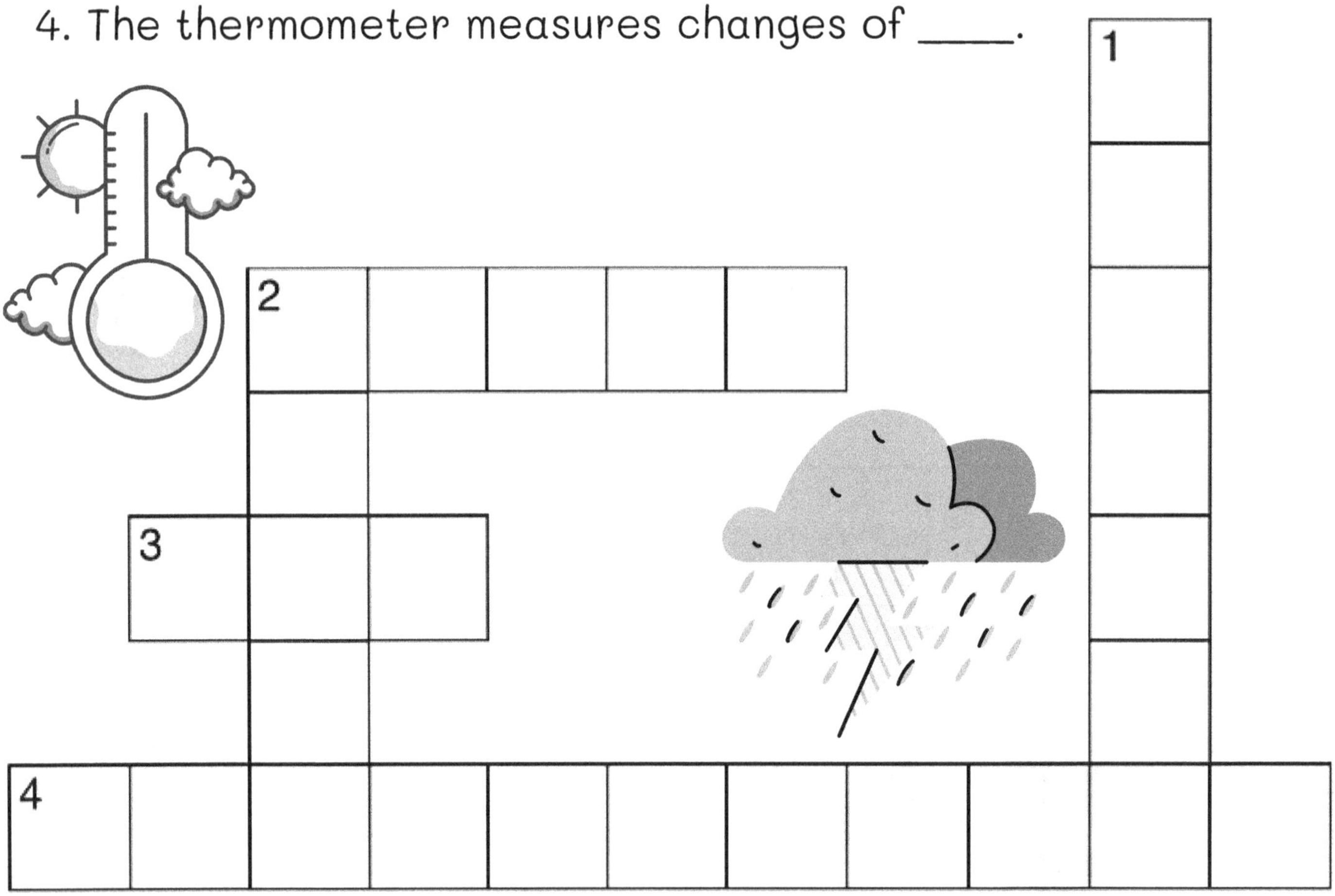

DOWN:

1. Deep rumbling sound.
2. The crops have been ruined by the ____.

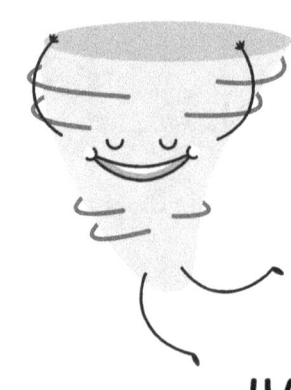

SOLUTIONS

1

4	2	1	3
1	3	2	4
3	1	4	2
2	4	3	1

2

3	2	4	1
4	1	3	2
2	3	1	4
1	4	2	3

3

3	4	1	2
2	1	4	3
1	2	3	4
4	3	2	1

4

1	2	3	4
4	3	1	2
3	4	2	1
2	1	4	3

5

4	3	2	1
2	1	3	4
1	2	4	3
3	4	1	2

6

4	1	3	2
2	3	1	4
1	2	4	3
3	4	2	1

7

4	2	3	1
3	1	4	2
2	3	1	4
1	4	2	3

8

3	2	1	4
1	4	3	2
4	1	2	3
2	3	4	1

9

4	3	2	1
2	1	4	3
3	4	1	2
1	2	3	4

10

2	4	1	3
3	1	2	4
1	3	4	2
4	2	3	1

11

4	2	3	1
1	3	4	2
3	1	2	4
2	4	1	3

12

3	2	1	4
1	4	3	2
2	1	4	3
4	3	2	1

13

4	1	3	2
2	3	4	1
1	4	2	3
3	2	1	4

14

2	3	1	4
1	4	2	3
3	1	4	2
4	2	3	1

15

4	2	1	3
1	3	4	2
2	4	3	1
3	1	2	4

16

3	4	1	2
2	1	4	3
1	2	3	4
4	3	2	1

SOLUTIONS

17

1	4	3	2
3	2	4	1
2	3	1	4
4	1	2	3

18

3	2	4	1
1	4	3	2
4	1	2	3
2	3	1	4

19

4	3	2	1
1	2	4	3
3	4	1	2
2	1	3	4

20

2	4	3	1
3	1	2	4
4	2	1	3
1	3	4	2

21

3	1	4	2
2	4	3	1
4	2	1	3
1	3	2	4

22

2	1	4	3
3	4	1	2
1	3	2	4
4	2	3	1

23

2	3	1	4
1	4	2	3
4	2	3	1
3	1	4	2

24

3	2	4	1
1	4	3	2
2	3	1	4
4	1	2	3

25

2	3	4	1
4	1	3	2
3	2	1	4
1	4	2	3

26

2	1	4	3
3	4	1	2
1	3	2	4
4	2	3	1

27

1	2	4	3
4	3	2	1
2	1	3	4
3	4	1	2

28

1	2	4	3
3	4	2	1
4	1	3	2
2	3	1	4

29

2	4	3	1
3	1	4	2
4	2	1	3
1	3	2	4

30

4	3	2	1
1	2	4	3
2	1	3	4
3	4	1	2

31

4	2	3	1
1	3	4	2
3	1	2	4
2	4	1	3

32

4	2	1	3
1	3	2	4
3	1	4	2
2	4	3	1

SOLUTIONS

1

4	2	3	1	6	5
5	6	1	3	4	2
1	3	4	2	5	6
2	5	6	4	1	3
6	4	2	5	3	1
3	1	5	6	2	4

2

4	5	6	3	1	2
3	1	2	6	5	4
5	2	4	1	3	6
1	6	3	2	4	5
2	3	5	4	6	1
6	4	1	5	2	3

3

3	6	2	4	5	1
1	4	5	3	2	6
5	1	6	2	4	3
2	3	4	1	6	5
6	2	3	5	1	4
4	5	1	6	3	2

4

1	2	4	6	5	3
6	3	5	1	4	2
3	4	6	2	1	5
5	1	2	3	6	4
2	5	1	4	3	6
4	6	3	5	2	1

5

6	4	3	5	1	2
5	2	1	6	4	3
3	6	2	4	5	1
4	1	5	3	2	6
1	3	4	2	6	5
2	5	6	1	3	4

6

4	5	6	1	2	3
3	1	2	4	5	6
6	2	1	3	4	5
5	4	3	6	1	2
1	3	5	2	6	4
2	6	4	5	3	1

7

3	5	4	6	1	2
2	6	1	4	5	3
5	1	3	2	6	4
6	4	2	1	3	5
1	2	5	3	4	6
4	3	6	5	2	1

8

5	1	2	6	4	3
4	6	3	2	1	5
3	5	6	1	2	4
1	2	4	5	3	6
6	4	1	3	5	2
2	3	5	4	6	1

9

5	3	4	1	2	6
6	2	1	5	3	4
2	5	6	4	1	3
4	1	3	2	6	5
1	6	5	3	4	2
3	4	2	6	5	1

10

1	2	3	4	5	6
5	6	4	3	2	1
4	5	2	1	6	3
3	1	6	2	4	5
6	4	1	5	3	2
2	3	5	6	1	4

11

4	5	3	6	2	1
1	6	2	4	5	3
5	2	4	3	1	6
6	3	1	2	4	5
3	4	5	1	6	2
2	1	6	5	3	4

12

6	1	3	4	2	5
5	2	4	6	1	3
2	5	1	3	4	6
3	4	6	1	5	2
1	6	2	5	3	4
4	3	5	2	6	1

13

1	3	4	5	6	2
2	6	5	1	3	4
6	1	3	4	2	5
5	4	2	3	1	6
4	2	1	6	5	3
3	5	6	2	4	1

14

4	2	6	3	5	1
1	5	3	4	2	6
2	6	1	5	3	4
5	3	4	1	6	2
3	4	2	6	1	5
6	1	5	2	4	3

15

6	4	2	5	3	1
1	3	5	6	2	4
3	1	4	2	6	5
2	5	6	1	4	3
5	2	3	4	1	6
4	6	1	3	5	2

16

4	1	6	2	5	3
5	2	3	6	4	1
1	5	4	3	6	2
3	6	2	4	1	5
2	4	5	1	3	6
6	3	1	5	2	4

SOLUTIONS

1

2	6	5	3	4	8	7	1
4	8	1	7	5	3	6	2
5	2	7	6	8	4	1	3
3	1	4	8	6	7	2	5
1	4	8	2	7	5	3	6
6	7	3	5	1	2	8	4
8	3	6	4	2	1	5	7
7	5	2	1	3	6	4	8

2

8	5	7	3	1	6	2	4
6	1	4	2	3	5	7	8
2	7	1	5	8	3	4	6
4	8	3	6	7	2	1	5
7	2	5	8	4	1	6	3
1	3	6	4	5	7	8	2
3	6	8	1	2	4	5	7
5	4	2	7	6	8	3	1

3

1	8	4	7	6	3	2	5
6	5	2	3	7	8	1	4
8	3	6	4	1	7	5	2
2	1	7	5	8	6	4	3
4	7	5	1	3	2	8	6
3	6	8	2	4	5	7	1
5	4	3	8	2	1	6	7
7	2	1	6	5	4	3	8

4

7	2	4	3	6	1	8	5
8	1	6	5	2	7	3	4
5	7	1	8	3	2	4	6
6	4	3	2	7	5	1	8
4	3	5	7	1	8	6	2
1	8	2	6	5	4	7	3
2	6	8	1	4	3	5	7
3	5	7	4	8	6	2	1

5

1	6	5	7	2	3	8	4
3	8	2	4	7	6	1	5
7	2	1	3	4	5	6	8
4	5	8	6	1	2	7	3
2	7	3	1	5	8	4	6
8	4	6	5	3	1	2	7
6	3	7	2	8	4	5	1
5	1	4	8	6	7	3	2

6

2	6	8	1	3	7	5	4
5	3	7	4	8	2	1	6
4	2	3	7	6	1	8	5
8	5	1	6	4	3	2	7
7	4	5	2	1	6	3	8
3	1	6	8	5	4	7	2
1	7	4	5	2	8	6	3
6	8	2	3	7	5	4	1

7

2	4	7	6	5	3	8	1
1	8	5	3	6	7	4	2
7	3	4	5	2	1	6	8
8	1	6	2	7	5	3	4
6	2	3	8	1	4	7	5
4	5	1	7	3	8	2	6
5	7	2	4	8	6	1	3
3	6	8	1	4	2	5	7

8

2	3	5	4	1	6	7	8
6	7	1	8	4	2	5	3
8	2	4	7	6	3	1	5
5	6	3	1	7	4	8	2
3	8	6	2	5	1	4	7
4	1	7	5	2	8	3	6
1	5	2	3	8	7	6	4
7	4	8	6	3	5	2	1

9

3	4	7	2	5	6	1	8
1	8	5	6	2	3	7	4
7	3	6	4	8	1	2	5
5	2	1	8	4	7	6	3
6	7	4	3	1	5	8	2
8	5	2	1	6	4	3	7
2	6	3	5	7	8	4	1
4	1	8	7	3	2	5	6

10

4	5	8	1	6	2	3	7
2	7	3	6	5	1	4	8
5	6	7	8	2	4	1	3
1	2	4	3	7	8	6	5
7	8	6	2	1	3	5	4
3	4	1	5	8	6	7	2
8	1	5	4	3	7	2	6
6	3	2	7	4	5	8	1

11

2	7	5	4	6	3	1	8
8	1	6	3	2	7	5	4
7	6	8	2	5	1	4	3
1	4	3	5	8	6	7	2
5	8	2	7	3	4	6	1
4	3	1	6	7	2	8	5
6	2	4	8	1	5	3	7
3	5	7	1	4	8	2	6

12

3	1	8	4	7	2	5	6
5	6	2	7	8	3	1	4
4	7	3	8	5	6	2	1
2	5	1	6	4	8	3	7
1	4	5	3	6	7	8	2
7	8	6	2	1	5	4	3
6	2	4	5	3	1	7	8
8	3	7	1	2	4	6	5

13

7	8	2	1	4	6	3	5
4	6	3	5	7	1	2	8
2	7	1	8	3	5	6	4
6	5	4	3	1	2	8	7
5	2	6	4	8	7	1	3
1	3	8	7	2	4	5	6
3	4	5	2	6	8	7	1
8	1	7	6	5	3	4	2

14

6	8	1	3	5	7	4	2
4	5	2	7	8	3	1	6
7	1	6	4	2	5	8	3
8	2	3	5	4	1	6	7
1	4	7	6	3	8	2	5
2	3	5	8	6	4	7	1
5	6	4	1	7	2	3	8
3	7	8	2	1	6	5	4

15

8	1	7	2	6	4	5	3
4	3	5	6	7	2	8	1
3	5	4	7	8	6	1	2
2	6	1	8	5	7	3	4
6	2	3	4	1	5	7	8
5	7	8	1	2	3	4	6
1	4	2	5	3	8	6	7
7	8	6	3	4	1	2	5

16

8	3	2	6	7	1	4	5
1	4	7	5	2	8	6	3
7	6	5	3	8	4	2	1
4	1	8	2	5	7	3	6
3	2	1	4	6	5	8	7
5	7	6	8	4	3	1	2
6	8	3	7	1	2	5	4
2	5	4	1	3	6	7	8

SOLUTIONS

1

9	6	3	8	1	5	7	4	2
1	4	2	3	9	7	5	6	8
5	8	7	2	6	4	1	9	3
6	2	1	4	3	9	8	5	7
3	7	8	6	5	2	4	1	9
4	9	5	1	7	8	2	3	6
2	1	9	7	4	6	3	8	5
7	3	6	5	8	1	9	2	4
8	5	4	9	2	3	6	7	1

2

8	7	9	5	6	4	3	1	2
6	2	1	7	8	3	9	5	4
5	4	3	1	2	9	6	8	7
4	9	6	8	3	1	2	7	5
7	1	2	6	4	5	8	9	3
3	8	5	2	9	7	4	6	1
9	5	8	4	7	2	1	3	6
2	6	7	3	1	8	5	4	9
1	3	4	9	5	6	7	2	8

3

4	3	1	8	9	5	6	7	2
2	9	6	3	1	7	5	8	4
7	5	8	4	2	6	1	9	3
9	1	7	6	3	8	4	2	5
5	2	3	1	4	9	8	6	7
8	6	4	5	7	2	3	1	9
3	8	2	7	5	1	9	4	6
6	7	5	9	8	4	2	3	1
1	4	9	2	6	3	7	5	8

4

1	3	9	2	7	8	5	6	4
2	7	8	5	6	4	9	1	3
5	6	4	1	9	3	7	8	2
6	8	1	3	5	9	2	4	7
7	9	3	6	4	2	8	5	1
4	2	5	7	8	1	3	9	6
9	4	2	8	1	7	6	3	5
3	1	6	9	2	5	4	7	8
8	5	7	4	3	6	1	2	9

5

5	2	4	6	9	1	3	8	7
3	1	6	4	8	7	5	9	2
7	9	8	2	5	3	6	4	1
1	5	7	3	2	8	4	6	9
6	3	9	7	4	5	2	1	8
8	4	2	1	6	9	7	3	5
2	7	3	8	1	4	9	5	6
9	6	1	5	3	2	8	7	4
4	8	5	9	7	6	1	2	3

6

9	1	8	7	2	3	6	5	4
2	3	4	6	8	5	9	1	7
6	5	7	9	4	1	3	8	2
4	6	3	2	5	9	8	7	1
5	2	9	1	7	8	4	3	6
7	8	1	4	3	6	2	9	5
1	4	2	3	9	7	5	6	8
8	9	6	5	1	4	7	2	3
3	7	5	8	6	2	1	4	9

7

1	3	2	4	6	9	7	8	5
5	4	8	3	1	7	6	9	2
6	7	9	2	5	8	3	1	4
8	9	4	6	7	2	1	5	3
7	5	1	8	4	3	2	6	9
3	2	6	1	9	5	4	7	8
9	1	7	5	2	4	8	3	6
4	8	5	7	3	6	9	2	1
2	6	3	9	8	1	5	4	7

8

7	6	5	9	3	4	2	8	1
2	4	1	8	7	6	3	5	9
8	9	3	2	1	5	7	4	6
3	1	4	5	9	7	8	6	2
6	7	2	4	8	3	1	9	5
5	8	9	1	6	2	4	3	7
1	2	6	3	4	9	5	7	8
4	5	7	6	2	8	9	1	3
9	3	8	7	5	1	6	2	4

9

4	6	1	7	3	5	9	8	2
2	7	9	4	6	8	3	5	1
5	8	3	2	1	9	6	7	4
6	2	8	5	4	1	7	9	3
7	1	5	3	9	2	4	6	8
3	9	4	8	7	6	2	1	5
8	3	2	6	5	7	1	4	9
1	5	6	9	2	4	8	3	7
9	4	7	1	8	3	5	2	6

10

7	6	9	2	3	4	1	8	5
3	4	5	7	1	8	2	6	9
2	8	1	6	9	5	3	4	7
9	7	2	3	8	1	4	5	6
4	5	3	9	7	6	8	1	2
6	1	8	5	4	2	9	7	3
1	3	6	4	2	7	5	9	8
5	2	4	8	6	9	7	3	1
8	9	7	1	5	3	6	2	4

11

5	2	9	6	1	3	4	8	7
1	4	8	9	2	7	6	3	5
3	7	6	5	4	8	1	9	2
4	9	2	3	6	1	5	7	8
8	3	7	2	5	4	9	6	1
6	1	5	8	7	9	3	2	4
7	8	1	4	3	6	2	5	9
9	5	3	1	8	2	7	4	6
2	6	4	7	9	5	8	1	3

12

1	8	7	6	3	9	2	5	4
3	2	6	4	1	5	8	9	7
5	9	4	7	8	2	6	3	1
4	3	1	5	7	8	9	6	2
7	6	9	1	2	3	5	4	8
2	5	8	9	6	4	7	1	3
6	7	5	8	4	1	3	2	9
8	4	2	3	9	6	1	7	5
9	1	3	2	5	7	4	8	6

13

6	9	3	1	7	4	2	8	5
2	1	5	6	3	8	7	4	9
4	7	8	5	9	2	1	6	3
3	2	1	4	5	7	6	9	8
9	4	6	2	8	1	3	5	7
8	5	7	9	6	3	4	1	2
1	3	2	8	4	9	5	7	6
5	8	4	7	2	6	9	3	1
7	6	9	3	1	5	8	2	4

14

8	5	3	6	7	1	9	2	4
6	2	1	8	4	9	7	3	5
4	9	7	5	2	3	8	6	1
5	3	4	9	1	7	6	8	2
2	8	9	3	6	4	1	5	7
7	1	6	2	5	8	3	4	9
1	6	2	7	8	5	4	9	3
3	4	5	1	9	6	2	7	8
9	7	8	4	3	2	5	1	6

15

3	2	7	5	1	9	4	6	8
1	8	5	3	6	4	9	7	2
4	6	9	8	7	2	1	5	3
5	9	3	2	4	6	8	1	7
6	4	1	7	8	3	5	2	9
2	7	8	9	5	1	3	4	6
7	1	4	6	3	8	2	9	5
9	3	6	4	2	5	7	8	1
8	5	2	1	9	7	6	3	4

16

5	3	1	6	7	9	8	4	2
4	9	7	2	8	1	6	5	3
2	8	6	3	5	4	1	7	9
8	2	3	5	1	7	9	6	4
1	7	9	4	2	6	3	8	5
6	5	4	9	3	8	7	2	1
7	4	5	1	6	3	2	9	8
9	1	8	7	4	2	5	3	6
3	6	2	8	9	5	4	1	7

SOLUTIONS

ANIMALS

```
E L E P H A N T
M S D U C K J B
O N T I G E R E
N A D C D P K E
K K E A O I Z J
E E E T G G L V
Y B R G Y V Y Y
```

BEACH

```
S W I M S U I T Q X
T S U R F B O A R D
A A B K S H A T M T
R I A I A S D M D M
F L L T N K N D Y R
I I L E D Y Y M D K
S N B O A T L B B R
H G L X V J K D L Y
```

BREAKFAST

```
M C E R E A L K P
U B I S C U I T S
F B A C O N T E A
F R H O N E Y R J
I E T O A S T B D
N A M I L K J A M
S D T T P Z K D X
```

BABY

```
B L K S D I A P E R
L D N T C R A W L L
A B C R S L E E P N
N O R O B I B R T P
K T Y L L M C R I B
E T J L W I P E R D
T L R E Y X N J B Y
P E J R Y R K Y X J
```

BIRTHDAY PARTY

```
B C U P C A K E Y
A C A N D L E S W
L F R I E N D S B
L G A M E S O N G
O C A R D G I F T
O L R C A K E T J
N H A T M L R R W
```

BEDROOM

```
C P D U V E T J K
L I S H E E T N X
O L D O L L B E D
S L P O S T E R B
E O L A M P R U G
T W C L O C K T P
```

SOLUTIONS

BANK

```
A S A V I N G S N R
C L C U S T O M E R
C M A N A G E R W Z
O P A Y M E N T L Z
U B A N K E R W R V
N M O N E Y B A N K
T C O I N A T M N V
```

COLORS

```
S I L V E R E D
B P B G R E E N
R U L G R A Y Q
O R A N G E M D
W P C B L U E D
N L K P I N K Y
M E Z M M X Q L
```

CAREERS

```
F A R M E R L W Y B
L L J T E A C H E R
Y P A I N T E R J P
D E N T I S T B D N
B N I A U T H O R Y
A U T D O C T O R Q
K R O Z M H W M N D
E S R J Y E L Q K R
R E P L M F V D M Y
```

CHRISTMAS

```
J O S E P H R L B G
F R U I T C A K E K
S K A T E S A N T A
B E L L S N O W T B
J Y N Y E G G N O G
C A N D Y J E S U S
W Y V L S T A R V B
```

COMPUTER

```
H A R D W A R E Z Q
S W N E T W O R K Y
C I M O N I T O R R
A R F O L D E R Q D
N E S C R E E N Y M
D L M O U S E C P U
I E F I L E N Y Q P
S S J K N T M M D D
K S B N J L N B M T
```

CHOCOLATE

```
B R D E S S E R T R B N
R B P U D D I N G B W J
O Z T M C A R A M I L K
W C R E A M P I E G M Y
N B U C O O K I E M N D
I N F D R I N K S W J N
E D F C O C O A T K V P
D G L S U G A R B Z D Q
Z D E Z N R B B V D D J
```

SOLUTIONS

CAMPING

```
F L A S H L I G H T W
B I N O C U L A R S P
B A C K P A C K X J M
N R O L A N T E R N L
A A M Z T H E R M O S
T N P S M O R E S R T
U G A T R A I L D N J
R E S H I K E T E N T
E R S J N R T L T N M
```

DRAWING

```
P A I N T B R U S H
D E C R A Y O N N X
R T E P E N C I L V
A C R S K E T C H P
W H A R U L E R M N
I I S M N C H A L K
N N E P A P E R M M
G G R I N K P E N X
```

DESSERTS

```
A L R O L L C A K E
P O M P R E T Z E L
P L A T R I F L E D
L L C S M O U S S E
E I A U W A F F L E
P P R N D O N U T V
I O O D J E L L Y Q
E P N A P I E B W J
N W R E G V R N Q T
```

DECEMBER

```
S R J O Y T R A V E L
N M Y M I R A C L E Y
O M C H R I S T M A S
W F I S H I N G L Q X
B S O C C E R C O L D
A P A R T Y T H I N G
L E L V E S F A I T H
L Q Q D L N G N L B J
```

DRINKS

```
C G R E E N T E A
O I C O F F E E V
C C W H I S K E Y
K E P V B E E R Q
T D E O C S O D A
A T P D O W I N E
I E S K L M I L K
L A I A A T Q Q M
```

DOGS

```
S H E E P D O G T L K B
B U L L D O G H U S K Y
P E K I N E S E Q Z Y B
D A L M A T I A N L B Q
B P S A M O Y E D Q W Y
E O G S T E R R I E R K
A O R T C O L L I E D Y
G D D I N G O Z N P M W
L L Y F R Q M B G R M Q
E E R F Q K D D N X W K
```

SOLUTIONS

Word Search - Medium

DAYS & MONTHS

```
Y S F R I D A Y W T
L A E S U N D A Y T
T T B J A N U A R Y
H U R T M A R C H M
U R U U O P J U N E
R D A E N R M A Y K
S A R S D I G Q L L
D Y Y D A L N Z Q P
A D L A Y Y J T L X
Y B Z Y Q L K N K N
```

FARMING

```
F H C O R N G O A T
A O S O I L Q L Y R
R R G O O S E P R J
M S P C H I C K E N
E E L A M B S J W Y
R S W Q D O N K E Y
S E E D S W E E D S
C O W R Q R Z L Q Y
```

LETTER E

```
E E E E L N B X Z
X I N A E M P T Y
E T T G E V E N D
R H E L Z W D J X
C E R E I G H T N
I R E A E N J O Y
S G A C W L E G G
E Z T H E T V V D
```

FAMILY

```
B R O T H E R S O N D
C H M O T H E R D Z X
O U N C L E J Y Q T T
U S Q K X X X N J P T
S B S I S T E R R M N
I A N E P H E W P J P
N N F A T H E R R N M
S D N I E C E A U N T
W I F E W V B V Z N K
```

FISH

```
B L W D S A L M O N D R
L Q R O B O N E F I S H
U G O L D F I S H V Q X
E C C P R E D F I S H B
F A K H P A N F I S H R
I T F I S B M X T G K J
S F I N H W H A L E M M
H I S Z A D O R A D O M
V S H B R L Q Z B G L Z
J H Z Q K L D J B T G W
```

FRUITS

```
B C H E R R I E S B Y M
L A C O C O N U T Q R Y
U V G L A R P A P A Y A
E O R Y P A B A N A N A
B C A C P N M T K Z Z W
E A P H L G A D Z T M Y
R D E E E N Y B R L M
R O S E N N G X Z P Z X
Y R B L G X O L Y Y P D
J Q D R R P E A C H Z K
```

SOLUTIONS

NATURAL

```
E D N M J S T M R V P J T R
W N N Q M G N A R R R Y M V
X D O A R O I O M W K E B P
D Y L T L N U Z W G A L T F
F B F R S S M N B R K M L N
W O T O D L I N T L E O B H
A B R B R Z I H Q A O K C N
T Y E E T E Q A T D I A A R
E N S Y S U S H H C E N W L
R G E W A T G T X B A M K X
F R D K T U F Q D V X V P R
A M E T O Z Y I V X M Y E X
L M L R V M L D R G T L D Z
L T D P Z R N P W E D N L W
```

NATIONALITIES

```
Z S N N W Y M N H N R M D P
N S Q J G E A S N U B J N R
A I M R X C I I S R N G V Q
I W G I I T T S O A L B T Z
D S C R I A I M I C R H J G
A A E R L A A G H A S N N R
N M B I N N L I Z I A N V L
A J A D I E N I D M A Q R M
C N M A B E L E R E W D D L
J M N Y S I W E R K E E R G
T Y Y E A S G O N T N R Z D
T L K N L T K Y V Q X L V P
```

OCEAN

```
R Y R W R D E E W A E S J
J B D D E Z M L N B Y D M
D G X E D M J I V J N A D
D N L S L M F T H M N I S
A N G L E F I S H A U U Q
D M B B U A I L T Q P D N
L O C P A F G E S O D A M
N O C O Y R E R T A C N L
V W B L R P C C A I N Z R
Y L L S W A O P L S J U T
B E P N T L L E M B S R T
J M T Y T E P L V M M G X
J L M K Y G R R Q V Y B V
```

OMNIVORES

```
E J D R P L N E M R W Q M L
E H X L D V T K H J R B R T
Z R E Y B O T C D E E D Y T
N A M D Y L I J K A Z L Y D
A C Y O G R R C R V X W Q L
P C C K T E E M U S S O P O
M O W S G P H G N A K V F Z
I O O D D J O O N W O R C G
H N A O L H O A G W B L T D
C B O D T B U S K U N K D K
X W D R A G J R N N R M Z K
X W A B I V T J Y V Q T D V
Y W D B T M G D W L K D P T
```

OFFICE

```
E P S L E B A L V T R B N
N Y A S P I L C D A L S R
O T A P E L D L D I R P D
H F R Q E L F N D E A T Q
P A B E T R E O D L Y R R
E X L X T L C I L P N E Y
L T Q V A N V L O D D W S
E R T C Q I I C I N E P Q
T Y Q R D T O R I P M R R
B R L N O T B B P A V N D
B M N L O P M L T X W V
J X Y H Y W E S N K R B T
R M P D D T R R N V D R X
```

PLAYGROUND

```
S K A T E B O A R D M D D
G B G N I K L A W B N B X
N L L N J L N D A Z A Z G
I M E M I N B L X S B N R
N H J S Y T L W K Q I Z S
N B U P U C T E A P R A T
U E Y L O O T A M S N Y S
R Y S U A B R U H D E L Z
E E R I A H J A P C L E J
P T D L O Q O I C A V Z S
O Y L I W N T O B Y Y N N
R T D Q L Y V X P B Q Z V
P B L L R S Z J D G T Q Y
```

SOLUTIONS

PLACE

```
P M U E S U M A H O T E L B
B O M B X T I S C H O O L R
R W H Y Y R D L O N N M V Q
C E X S P T A N O W G D N L
H V S O E T G I Z N B L M D
U Y R T I E T F A C T O R Y
R T R P A A F M T M V T R L
C T S E T U E F A R E G T K
H O G S K N R R O M R P R D
H L S L I A K A P C D N T B
T U T C L E B L N T W R K X
B W L B T Q E B J T K W V Q
```

POST OFFICE

```
M A I L B O X P A R C E L
L I A M S S E R P X E L Y
X A R C B D M M Y D I L B
D X I R L W E E J A Y B M
P R G R R E D L M Z B E Q
O L A N M O R K I A N D X
S T B C C A N K D V P Q R
T Z L P T U I D E O E L G
M W I X J S R L S B E R P
A Z A N N E O T Y T D G Y
R P M R S P B P T N J R Z
K X Y S E O D E R W N V L
N M M D X N R N L J L Q Y
```

RESTAURANT

```
S G V P C E Y R E R D C Z
W R G R U Y S G V W U P N
E U U N V O A P A R N Y T
E E Q K M R S I R D J O N
T L D R E Q T Y F E P B N
M Z L V Z R W E J E S T Q
E N E S E N H M E Y E S W
A B R S N C D F N L L R O
T P S O X A F J E M E N U
X V N X C O C M J T Q Y J
M D N J C P O K I L M N D
D Z Y M R R O A B G T Q D
L Q B Y N K W P N P D B Y
```

SHAPES

```
M S I R P G S P I R A L Z
C Q K Y Z H O M E D J T N
O Z L J N C E C N N Y O D
N Y K L T O T A O Z G G H
E Z D A C A G G R A J E V
Y N G Y N R A A T T X W N
P O Y G X C E N T A J O Q
N N L Z E L E S G P N V R
Y E W D C P V O C A E D L
O W G R L G N M G E L H C
V L I T N K L O K L N U M
A C L T L D N X N Y B T P
L W R M N L J L R E P J M
```

SCHOOL

```
S V N J O U R N A L M Y G
T Z Z O R E A D I N G N Y
U N D Y T M G G R Q J R D
D R B R R E N E P R A H S
E Y J H A I B L P N L H D
N H T T T O U O O D S Y K
T A O I E N B I O I J S K
M Q R M C A T K L K C Z V
X W G H E C C G C I M W R
D R B B I W N H E A N L T
W O L D K E O N E T L N K
X J D Q Q N C R R R T B M
T D D Z Q E T Y K Q D Y M
```

TRANSPORTATION

```
N O G A W V A N T M V B Y
Y T K B Y M R M O N V Y T
S N Q J S T M T R R K E S
R N V S R C O J O N L L P
B Z O U U R O T W E E K D
L R C W C B A O V D T N N
I K I Y M L M A T F Y I R
M N C C A O T A E E A N Y
P L N C K O B R R R R T W
E N S W R S R I T I H L G
X E T T N Y H L L C N P L
V G Z G Q R P A A E T E P
T X J P V T D Y W D V N B
```